◎ 问止中医系列 ◎

# 扶阳之祖

## ——大宋窦材与『扁鹊心书』

（美）林大栋 著

全国百佳图书出版单位
中国中医药出版社
·北京·

**图书在版编目（CIP）数据**

扶阳之祖：大宋窦材与《扁鹊心书》/（美）林大栋著 . —
北京：中国中医药出版社，2021.12
（问止中医系列）
ISBN 978 – 7 – 5132 – 7200 – 1

Ⅰ.①扶…　Ⅱ.①林…　Ⅲ.①艾灸　Ⅳ.① R245.81

中国版本图书馆 CIP 数据核字（2021）第 197957 号

---

**中国中医药出版社出版**

北京经济技术开发区科创十三街 31 号院二区 8 号楼
邮政编码　100176
传真　010-64405721
河北品睿印刷有限公司印刷
各地新华书店经销

开本 880×1230　1/32　印张 8　字数 157 千字
2021 年 12 月第 1 版　2021 年 12 月第 1 次印刷
书号　ISBN 978 – 7 – 5132 – 7200 – 1

定价　49.00 元
网址　www.cptcm.com

**服 务 热 线　010-64405510**
**购 书 热 线　010-89535836**
**维 权 打 假　010-64405753**

**微信服务号　zgzyycbs**
**微商城网址　https://kdt.im/LIdUGr**
**官 方 微 博　http://e.weibo.com/cptcm**
**天猫旗舰店网址　https://zgzyycbs.tmall.com**

如有印装质量问题请与本社出版部联系（010-64405510）

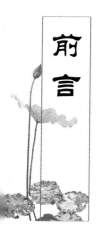

# 扶阳的现代意义与中医大脑大数据

这本书的主题是围绕宋代窦材先生所写的《扁鹊心书》所展开的，目的是想跟大家分享此书带给我们的启发以及它在临床上的运用。所以下文我们将把此书分成两个部分来跟大家分享，一是此书的扶阳思想，二是此书的灸治观念及做法。

我与《扁鹊心书》的缘分，大概可追溯到十年前。当年，我的同门师兄张孟超医师给了我《扁鹊心书》这本书，我觉得甚是有趣。这是一本八百多年前的宋代人写的书，是属于比较偏激的奇书。在此书中，作者窦材先生好像看谁都不顺眼，他把很多当代与历代的医者，甚至连医圣张仲景先生，都批判了一顿。因此，我总觉得他书中的内容跟我们一般传统文化里面倡导的"温、良、恭、俭、让"的观念有很大的不同。但是，我在经过多年临床实践，实际地面对病患、疾病之后，再回来审视这本书，会觉得它其实是一本非常好的书。因为作者的思想、言论，以及他临床上的做法，我们确实可以在临床上验证出来。

因此，在这整本书中，我会跟大家探讨一下窦材先生的扶阳思想和他所用到的治疗方法（包括灸疗与扶阳药物的使用）。

说到中医的扶阳观，就要先探讨中医的阴阳指的是什么。很多人可能会觉得中医学说中"阴阳"这个概念非常晦涩难懂，在这里，我先跟大家解释一下到底什么是"阴阳"。在中华传统文化中，阴阳是可以统摄所有宇宙现象的，但是，在中医中，把阴阳简单地分为能量和物质。阳就是能量，阴就是物质。阳是肉眼不可见的，比如我的手很有力气，我感觉全身有劲儿，我的精神饱满，这些都是看不出来的，我们把这种看不见的能量称为阳。像我们的肌肉、皮肤、血液、骨骼、头发，这些是肉眼可见的、实际的东西，我们把这种看得见的物质称为阴。

扶阳的思想认为：在治疗时，加强身体的能量比补充身体的物质更重要！

一个人身体的阳气（能量），从正常生理发展来看，是从很强到很弱的过程。比如小孩子的精力就很旺盛，像永远用不完一样，他可以四处跑来跑去，玩个不停。小孩子的能量很强，而且身体很热，俗话说"小孩子屁股三把火"，就是这个道理。从生理上看，人的身体一开始阳气旺盛，进而缓慢地衰退，年老的时候身体变冷，能量变少，原因就是阳气变少。在整个生命进程中，如果能做到阴阳调和，方为健康人生。

在治疗疾病的不同观念中，有些医者认为滋阴比较重要，所以注重补充物质，但是，宋代的窦材先生认为，扶阳（补充能量）的治疗方式更重要，尤其是对于危急重症的治疗，扶阳的重要性是远大于滋阴的。而且，他认为当代很多医者治不好病的原因就是不知道扶阳的重要性。我在后文会跟大家分享他书中的扶阳医案，阐明扶阳学说的中心思想。

截至 2021 年 10 月，问止中医的中医大脑已经研发了三年多，积累了 20 多万则医案，我们就打算在后台的数据库进行统计，想通过大数据发现临床上有用的信息。结果，我们通过大数据分析发现一个有趣的现象，病案中以阳虚体质偏多，这也是我们分享此书的原因之一。问止中医的病例大多是在深圳收集的，深圳处于岭南地区，不少人认为南方无伤寒，觉得南方天气比较热，会以热性体质居多。但是，根据我们的案例统计，发现最常见到的体质反而是阳虚的、能量不足的、偏寒的，这就很有意思了。我在思考，是不是只有深圳地区如此呢？为了寻找这个答案，我们同时分析了美国加州硅谷的患者体质状况，发现也是阳虚体质居多。两边结果的一致性让我陷入了沉思：是不是现代人的阳虚情况比较严重？我们来仔细分析一下其中的原因。现代人的生活、饮食和作息方式多半不符合自然规律，久而久之，容易形成阳虚的体质。比如熬夜，压力大，吃冰凉的东西等。深圳天气热，也正因为天气热，大家都爱喝冷饮或者吃寒凉的食物。在古代，只有王公贵族才有资格叫人从冰窖里把冬天储存的冰拖出来，锉下一点放到酸梅汤里，这是古人至高的享受。而现在家家户户都有冰箱，想吃冰的东西十分容易，所以现代人的饮食习惯往往偏寒，生活的步调和作息节律又没有顺应天时，导致阳虚的体质特别多。

此时，窦材先生的《扁鹊心书》和书中的扶阳思想就与这个时代、这种情境不谋而合了。其实，扶阳是现代人养生抗老的基础思想。而书中讲到危急重症的治疗，也让我们不禁感慨中医治病之兵贵神速。在现代社会中，很多人认为中医是慢郎中，能治小病、慢病，殊不知，历代有很多中医大师是治疗危急重症的好手，而其重点往往在于这位医生有没有扶阳的思维，能否认识到扶阳的重要性。因为当遇到体内一片阳虚之象的患者时，如果不能够先把阳气固护起来，其他的治疗方法都是缘木求鱼。另外，本书要分享的第二个重点部分是窦材先生推荐的艾灸疗法。我们都知道灸是一种不需要很多药物的治疗方式，是在很多缺少中药的地区都能实现的治疗手段。何况，艾灸是针对现代人的阳虚体质高效且最直接的方法。窦材先生在《扁鹊心书》里，清楚地讲解了重要穴位的运用以及不同病症对应的不同灸疗方式，本书将对这本经典读物做一个整理和讲解，跟大家分享一些大穴配伍和扶阳药物的原理和用法。

《扁鹊心书》真的是很特殊的一本书。作者窦材先生是北宋时期的人，距今八百多年，他出生在北宋，后来北宋朝廷被北方的民族驱赶，逃到南方变成南宋，他也因此在五十多岁时来到了南方。窦材先生本来是一个北方的小官吏，一个武官，到南方后开始以中医看诊为生。所以他是经历了社会动荡和职业转变后，在总结看诊心得时写下这本书的。

我经常觉得他应该是一个很寂寞的人，一是因为他的书在当时的影响力不大，与他本身的官位不高有关系，大家懂的，有时候"官大学问大"。二是他的看法跟当时的医学界是有很大分歧的，而且他四处骂人，自然令人生厌。他在书中清楚地记载了很多治疗危急重症的方法，而且都来自他的临床实践，所以这是非常有参考价值的一本书。但是，窦材先生在世时，了解这本书的人并不多。我们现在看到的《扁鹊心书》的版本是清代康熙、雍正年间才被人整理出来的，而从宋代到清代都无人问津。有关窦材先生的历史记载也是少之又少，可以说他是那个年代的寂寞之人了。窦材先生的思想是那个时代的非主流思想，而他批判的中医界发展乱象，也与当今社会的情况类似，所以这本书在今天依然充满了时代意义。

杜甫曾说"千秋万岁名，寂寞身后事"，窦材先生的著作在八百多年前得不到重视，学术思想更是让人觉得有失偏颇，而他所讲解的艾灸和丹药等治疗方式，也没有在之后的八百多年激起浪花。直到清代，他的艾灸理论才开始兴起，这本书开始被视为艾灸专业书，但实际上，它的价值是远超于"艾灸专业书"

这个标签的。

在此，诚恳邀请各位朋友跟我一起走进窦材先生的世界，认真挖掘《扁鹊心书》的价值，书里值得学习的内容可太多了！

林大栋

2021 年 10 月

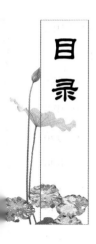

# 目录

# 01

# 宋代窦材先生和其著作《扁鹊心书》

在这部分，我们再跟大家深入介绍《扁鹊心书》的作者和书本身。

《扁鹊心书》的成书时间是在南宋绍兴十六年。窦材先生在书中提到了他自己的身世，他在北宋担任武官武翼郎，后来因为战乱，逃到了南边，开了一家自己的诊所，在行医过程中慢慢地形成自己的医学体系，也就著成此书。

在《扁鹊心书》的《进医书表》里曾说到窦材的医术来源于家学，而后学医于"关中老医"。他家本是医学世家，家中四代为医，所以是"世祖隶传于医学，内舍相传"。他的祖籍是河朔真定（现在的河北省镇定市）人，所以他是个北方人，在五十几岁时搬迁到南方。由于他本身的知名度和影响力不高，官位也不高，所以他的著作沉寂了将近八百年。直到清朝初年，大概在康熙、雍正年间，有一位胡珏先生把这本书运用于临床，发现这本书里面所传授的内容在临床上有奇效。胡珏先生也是一个医术不错的人，一开始行医，患者便络绎不绝，当他五十多岁习得这本书时，大大提高了临床上对于重症患者的治疗效果，使自身的医术整体上了一个台阶。后来，他把这本书传给儿子，再传给孙子，他的孙子才把这本书刊印出来，应该是重新制版，这本书才得以流传开来。大家可以思考一下，为何从南宋到清初这么长的时间里，这本书没有出现在历史记载中，直到清初才开始被重视？主要的原因是在南宋时期，这本书和当时的整个社会环境、医学主流言论存在差距，所以一直遭到埋没。到了清朝的时候，大家才发现此书有关艾灸的部分确实可以治疗临床重症。而且，本书在丹药、附子等药的运用上有独到之处，所以开始在医学界流行起来。

清朝的学者在这本书中留有一些注释内容，把对窦材先生所著原文的一些看法记录下来，我们从这些注释中可以看得出来，他们并不完全赞成窦材先生的学说和思想。其实，清朝的人基本上对窦材先生并没有特别赞许，只是觉得他在灸法上面给了人们很多启发。然而，窦材先生的学术思想在当代来看是非常具有时代意义的，特别是其中的扶阳学说。我们问止诊所通过中医大脑的后台数据分析得知，现代人阳虚体质特别多，阴虚情况反而不严重，所以窦材先生的书具有当代的实际意义。

提到扶阳学说，很多人会想到近世一个著名的中医流派——火神派，卢崇汉先生和他的父亲，以及他们的祖上，一直追溯到清朝的郑钦安先生，都是该流派的中医。火神派善用附子、干姜治病，尤其是对于重大的疾病，他们治得非常好。中医在很长一段时间中给别人的固有印象是慢郎中、治小病，而且大多数人认为中医是以保养为主。现代人一遇到重症、急症，第一个想到的是去看西医，所以，当有一个门派擅长治疗危急重症，且有很多这方面的真实医案时，就会引起大家的广泛关注。火神派的整个学说理论和实际运用，其实可以追溯到宋朝窦材先生的《扁鹊心书》，甚至可以说窦材先生才是火神一派的真正老祖，是扶阳派的鼻祖，只可惜他在世时并没有把思想学说流传开来。因此，当我们提到火神派和扶阳学说时，不得不重新拾起窦材先生的这本书，拾起书中的艾灸疗法。在清朝初年，因为这本书的兴起，对艾灸的研究才开始振兴。艾灸是一个非常好的医疗方式，因为艾草容易获得，且艾灸是一个外治法，人们无须服用药物，所以对人体来说不涉及化学药物的作用，而只与物理热效应有关。总之，艾灸疗法属于绿色医学的一种。

很多人也是因为要研习艾灸，才会接触到《扁鹊心书》。非常感恩胡珏先生和他的子孙能够把这本书刊行问世，才让大家有机会接触到此书。我常想，今日中医之发展，往往是很多前辈先贤，把他们的毕生绝学都写成书流传下来。正如我的师公周左宇先生所说："救人的东西是不能有秘密的。"正因为有这种精神，救人的医学才得以流传后代。在现代，很多人以祖传秘方为由，不愿意过多地分享治病救人的方法，这当然有很多实际上的考量，但也正是因为有更多人的无私分享，中医才能够有现在的风貌。

大家思考一下，如果1800多年前的张仲景先生，没有把那个时代的临床经验记录下来写成《伤寒杂病论》的话，中医的进步可能会慢许多年。所以，我们有幸看到窦材先生的这本书，要好好珍惜。另外，我也要提醒大家，学理的探讨固然重要，但是临床实际应用部分可能是需要我们花最多时间的。在《扁鹊心书》里面，不同的病症都有案例与之对应，所以是一本易读、好学的书。

下一部分将跟大家一起探讨窦材先生的学术理论，因为了解了学理之后，再来学习他的临床运用就有事半功倍之效。

# 02

# 学习《扁鹊心书》的态度和方向

本部分将跟大家谈一下我们学习《扁鹊心书》的方向和应有心态。

前文提到,窦材先生在《扁鹊心书》里的部分言论是相当偏激,甚至把当时不少的医师和历代的祖师都骂了一顿,其中也包括了医圣张仲景先生。很多人问我是否赞同他的说法和做法,关于这个问题我跟我的同门之间也有一些争论。在我们讨论这个问题的过程中,我必须澄清,窦材先生有部分言论可能是因为他当时的认知不完整,因为他说我们平时使用的方药都比不上艾灸疗法再加上丹药、附子等药材的威力大。虽然窦材是扶阳的老祖,扶阳的思想在他手上发扬光大,但是他似乎忘记了扶阳的各种理论及应用,在东汉张仲景先生的《伤寒杂病论》里面就讲得非常清楚。在《伤寒论》里,有很多关于附子的运用,非常的精彩,《伤寒论》也是我们后世各种方剂在取材变化运用上的基础。因此，虽然我们认为扶阳之祖是窦材先生，但是扶阳的思想观念和具体做法却是起源于东汉时期。

我经常说《伤寒杂病论》的重点就在这个书名——《伤寒杂病论》(《伤寒杂病论》到了宋朝，被分为两本，一本是《金匮要略》，一本是《伤寒论》)。这本书的书名就解释了"伤寒"——伤于寒，在汉朝就已经提出这个观念，很多问题都是因寒而起。有人会问："只能伤于寒吗？不能伤于热吗？"中医认为，风寒暑湿燥火都可能会造成疾病，但是有很多疾病之所以在后来变成难症、重症、慢性病，甚至威胁到人们的生命，通常都是因为寒的问题。我认为，窦材先生言语过于偏激，很可能是因为他想要大力发声，发出强烈的呼吁，引起他人的关注，这样才有人注意到他的所言所想。这种做法跟我的老师倪海厦先生的行为有点相像。很多人都看过倪师的文章，知道他对于西医甚至是现代的中医，都提出过非常严厉的批判。由于这个原因，很多人以为倪老师是一位很偏激的人。但是，我通过长期跟倪师相处发现，他私底下是一个非常温和的人，他跟我说他是迫不得已，如果他不发表那些言论，就不能够唤起大家的注意。在现在这个知识爆炸的网络时代，每个人都有红三分钟的机会，所以，有时候得先想办法把聚光灯打在自己身上，再去宣扬自己的理念。我想，窦材先生可能也是这样。

在我看来，扶阳是很有时代意义的一个观念，我认为无论是重症治疗，还是养生保健，扶阳都是一个不可避免的话题。

我的老师倪海厦先生曾经说过一句话："阳盛阴自回。"我们在临床上，无论是保养还是治疗，都要着重恢复患者的阳气，这点把握到位了，滋阴是相对较容易的事情。不是说不能滋阴，也不是说不要滋阴，只是说当遇到重症时，甚至在大多数病症的治疗上，都要以恢复阳气为先，要优先考虑阳气是否正在耗尽或虚衰。

中医认为："毒热易消，阴寒难化。"身体有热，我们很容易让它凉下来，但如果身体有寒，想让它热起来就不容易了。

我们开始学习《扁鹊心书》前，要先了解扶阳和滋阴的轻重急缓。倪师常说经方是以扶阳为主的，而时方在滋阴方面比较讲究，这两者是不能偏废的。这就像一棵圣诞树，树的本体是经方，它是主要的结构，而时方（或者是泛称滋阴的方），就像是树上面的灯泡，两者都有才是完整的圣诞树。滋阴的治疗方法往往会让患者感觉舒适，但是，如果一味滋阴而忽略了扶阳，恐怕疗效就会打折扣。当然，关于扶阳和滋阴这两种治疗思路，历来就争议不断，如果大家不知道如何判断，可以去临床看看，临床实践成果可以体现扶阳的重要性。

我拿我的临床案例举个例子，多年前，有一位女士患有类风湿关节炎，手指的小关节会觉得痛，甚至开始有点变形了。她在此前看过西医，西医也就是给她一些止痛药。当我想给她开药时，她跟我说："林医师，我必须要告诉你，我很容易上火。"原来，她稍微吃点热药，整个人就会出现上火，如嘴巴破裂、口干舌燥、胸口闷热等症状。这种病例，看起来是不是要用一些凉药并且滋阴的？但是她的手脚冰冷，所以她其实是上热下寒的体质，整体而言是真寒，某些部分表现为假热，这种情况就比较难处理。当时，我先使用针灸加推拿，减缓她上火的症状。在《伤寒论》里面，是这么讲解桂枝汤的，"太阳病，初服桂枝汤，反烦，不解者，先刺风池、风府，却与桂枝汤则愈"。有人吃了桂枝汤后，会发热烦躁，这就是上火，这时可以先针刺风府穴、风池穴，再继续服用桂枝汤，效果就很好。

根据《伤寒论》的记载，我也先针刺和推拿患者的风府、风池穴，减缓患者的上火情况，然后再用四逆汤，也就是附子剂来治疗。大概治疗了三四个月，患者就从全身痛恢复到全身不痛了。当然，这是医患配合的结果。这个案例给了我很大的启发，患者的手脚是冰冷的，尤其是脚，寒主痛，所以她全身都痛。但在服用四逆汤后，痛感逐渐减少，舒适感逐渐增加，这是用热药治病的结果。所以，我们在看诊的时候，是不是要重视患者的阳气强弱问题呢？

很多人一听到扶阳，就觉得要吃很多附子、干姜等热药，事实上，热药的使用是有步骤的，正如火神派郑钦安先生的治疗思路，他把热药的使用分为三个阶段：

第一阶段，是直接跟寒对着干，要用大热的药，如附子、干姜。

第二阶段，是固护中州，要增强脾胃功能，促进脾胃吸收热药，脾胃功能强了，用其他药才能发挥疗效，所以要用理中类、建中类的药，如小建中汤、大建中汤、理中汤等。

第三阶段，是用药力更轻微的热药，当患者的阳气一直往外散、往外走的时候，我们必须先把患者的阳气收回来，这时就要用一些药性不是很热的热药了。比如说郑钦安先生著名的药方封髓丹，其中有黄柏、甘草、砂仁，这些药可以引火归原，把阳气重新聚起来。

因此，扶阳并不是一味地用大热药，而是有技巧性、阶段性地用药（当然其中有很多细节，下文我们会慢慢说明）。

窦材先生在书中再三强调，扶阳是治病的重要基础，整本书都在讲这个观念。而现代的火神派、我的老师倪海厦先生，有很多成功的病案都是根据扶阳的思路进行治疗的。

在任何疾病的治疗过程中，我们都非常注意保护阳气，经常观察阳气是否正在消散。阴阳是互生互根的，没有了阴的阳，就没有能够附着的物质，没有阳的阴，就变成一团死肉，不能运化。中国有一个成语叫"唾面自干"，意思是别人往自己脸上吐唾沫，不擦掉而让它自干，是用来讽刺一个人过度容忍的姿态。虽然这个成语有点恶心，但是大家思考一下，为什么大家会把脸上的口水擦掉？因为如果不擦掉口水，它是会发臭的。当口水在我们的嘴里，无论它停留多久，都不会发出臭味，可是当它被吐出来，离开了嘴巴，过几分钟后你去闻，它就有一种臭味，因为它已经开始腐败了，这是一个很有趣的现象。口水是阴，嘴里的能量是阳，如果口水在嘴里，阴阳就可以互相配合。而吐出来的口水，是阴离开了阳，阴阳不调和，这个阴的物质就是一潭死水。由此可知，我们在治疗疾病时要把握好滋阴与扶阳之间的平衡。另外，有一个重要观念是"阳气往往是最不容易固守的"，如果偏离了这一点，在临床上就很容易出现疗效不佳的问题。

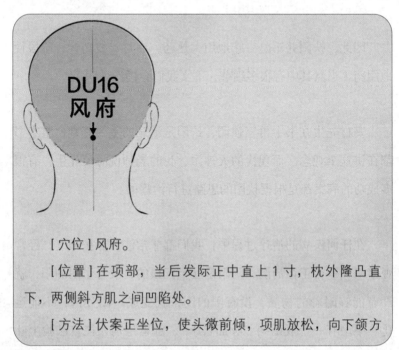

[穴位] 风府。

[位置] 在项部，当后发际正中直上1寸，枕外隆凸直下，两侧斜方肌之间凹陷处。

[方法] 伏案正坐位，使头微前倾，项肌放松，向下颌方

向缓慢刺入 0.5 ~ 1 寸。针尖不可向上，以免刺入枕骨大孔，误伤延髓。

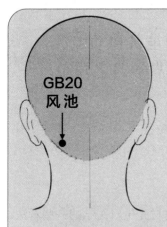

[穴位] 风池。

[位置] 项部枕骨下，斜方肌上部外缘与胸锁乳突肌上端后缘之间凹陷处。当风府与翳风之间，或颞骨乳突尖（下端）与第二颈椎棘突之间连线的中点。《针灸甲乙经》："在颞颥（脑空）后发际陷者中"；《外台秘要》："夹项两边"；《素问·气府论》王冰注："在耳后陷者中，按之引于耳中"；《医学入门》："耳后一寸半，横夹风府"；《针方六集》："夹风府两傍各开二寸"；《循经考穴编》："平耳坠微上，大筋外发际陷中，与翳风相齐"。

[方法] 向对侧眼部的目内眦方向刺入 0.5 ~ 1.2 寸，不可深刺，尤其不能向对侧目外眦、耳屏或耳屏前缘方向深刺，以防止刺入颅腔损伤延髓或脑部。也不可向同侧眼部的目内眦方向深刺，以免损伤椎动脉。一般不灸。

# 03

# 三世扁鹊——窦师虽甚自负，
# 但一片救世之心是我辈学习之模范

　　《扁鹊心书》分成三卷，上卷是窦材先生对医学的一些看法，中卷和下卷是对各种病症的治疗方法进行详细说明，最后再附上所有的用药，这是这本书的大致组成。本书精选上卷十篇、中卷两篇，辅以窦材先生用穴用药经验，以阐先生之旨。

　　**《扁鹊心书》上卷《三世扁鹊》篇：**

　　医门得岐黄血脉者，扁鹊一人而已。扁鹊黄帝时人，授黄帝《太乙神明论》，著《五色脉诊》《三世病源》，后淳于意、华佗所受者是也。第二扁鹊，战国时人，姓秦名越人，齐内都人，采《内经》之书，撰《八十一难》，慨正法得传者少，每以扁鹊自比，谓医之正派，我独得传，乃扁鹊再出也，故自号扁鹊。第三扁鹊，大宋窦材是也，余学《素问》《灵枢》，得黄帝心法，革古今医人大弊，保天下苍生性命，常以扁鹊自任，非敢妄拟古人，盖亦有所征焉。尝因路过衢州野店，见一妇人遍身浮肿露地而坐。余曰：何不在门内坐？妇曰：昨日蒙土地告我，明日有扁鹊过此，可求治病，我故于此候之。余曰：汝若听我，我当救汝。妇曰：汝非医人，安能治病？余曰：我虽非医，然得扁鹊真传，有奇方，故神预告汝。遂与保命延寿丹十粒服之，夜间小便约去二升，五更觉饥。二次又服十五粒，点左命关穴，灸二百壮。五日后，大便下白脓五七块，半月全安。妇曰：真扁鹊再生也。（清人注释：予治数人患此症者，浮肿、喘急、卧难着席，浆粥俱不入矣，既无丹药亦不肯灸，只用重剂姜附十余帖，而形体复旧，饮食如常，可知人能信用温化，即不灸亦有生机。）想扁鹊独倚其才，旁游列国为同道刺死，华佗亦不传其法，为人谮死，皆因秘而不发，招人之忌耳。余将心法尽传于世，凡我同心肯学正传，不妨亦以扁鹊自命可也。（大栋按：窦师虽甚自负，但一片救世之心是我辈学习之模范）（清人注释：舜何人哉，予何人哉，有为者亦若是。）

在《三世扁鹊》篇，窦材先生特别解释了这本书书名的缘由。扁鹊是平民百姓熟知的神医，在很多中医馆里也经常可以看到"扁鹊再世"的牌匾。但是，古代的"扁鹊"不是特指某个医师，而是所有高明的医师统称"扁鹊"。

在窦材先生的书中，提到了三位伟大的扁鹊。第一位是在黄帝时代的扁鹊，他是黄帝的老师，教授《太乙神明论》给黄帝，后来的淳于意和华佗都是跟着这一位黄帝时代的扁鹊一路相承下来的。第二位扁鹊也就是我们后世最常提到的扁鹊，姓秦，名越人，出生于战国时期。关于这个秦越人有很多历史记载，说他扩大了《黄帝内经》的内容，著了《黄帝八十一难经》，这一位扁鹊也是我们大家最熟悉的。窦材先生讲的第三位扁鹊，就是他自己。他说他学习《素问》《灵枢》，得黄帝心法，革古今医人大弊，保天下苍生性命，所以他封自己是扁鹊。窦材认为，这三位扁鹊都是伟大的医师。

从这里我们可以看出，窦材先生的整个学术思想是承袭扁鹊，基于《内经》来为他的医学作论述。这与华佗这一派的医学渊源，以及《伤寒论》的经方传承，确实有不一样的地方。

中医的不同门派对医学的看法各有不同，但是殊途同归，只要能够把病治好，就是对的，如果不能把病治好，理论再好，都没用。很多人知道我的老师是倪海厦先生，我们这一派是伤寒派（经方派）。但是，倪师在《人纪》教学里面有讲到《黄帝内经》，他还特别把《黄帝内经》《素问》里面的重点提炼出来跟大家讲，因为《黄帝内经》是一切中医师的理论基础。这两者并没有矛盾，人们先学习《黄帝内经》作为基础，根据它的理论推导出很多方药的使用原理，直到汉代，把所有的方剂和症状之间的关系理清之后，再形成一个完整的医学体系。这不是说哪一个流派是对的，哪一个流派是错的，也没有说哪一个流派是最好的，而是医生根据实际情况辨证论治，选择合适的治疗方法。

那张仲景先生到底有没有根据《黄帝内经》来撰写《伤寒论》呢？其实是有的。有些人认为《伤寒论》的"六经辨证"跟《黄帝内经》的"六经"不同，更多的人认为方证对应与脏腑五行的相生相克无关，所以《伤寒论》不是《黄帝内经》的真传。关于这个观点，我是这样想的：《黄帝内经》在前，东汉张仲景先生的学说在后，两者讨论的是同一种医学，它们一个是作为基础，一个是实际应用。举个例子，有些人的电脑知识丰富，很会写程序，或是很会用电脑上的各种工具，对于这些人，你可以说他们电脑用得很好，但是他们不见得了解电脑本身是怎么做出来的。比如电脑里面的 CPU（中央处理器），有的人对它的 memory（内存），还有它们之间怎么样去做 catch（连接），或者对它的 operation system（操作系统）等都不了解，他们不知道电脑里面的软硬件是怎么做出来的。但是，他们可以运用好电脑，这就够了。并不是说一个会写电脑程序、会使用电脑的人就一定懂得电脑的硬件，懂得如何做出一部电脑。

因此，我认为不是一定要基于《黄帝内经》发展而来方为正统，也不是说一定要通过实践发展形成方证对应，其实哪一种方法都可以，疗效是第一使命，能治好病就是"好猫"。

窦材先生讲得非常清楚，他是根据《黄帝内经》这一脉下来的，他在书中还特别提到了华佗。东汉时期，华佗医术高超，声名远扬，连曹操都来请华佗看病。后来，华佗不幸地死在狱中，而且他的医学并没有全部保留下来。我们只知道华佗的方药运用是偏于脏腑五行派的，究其根源是《黄帝内经》，虽说后世有这一派的医术发展，但是我们无法得知华佗所学的医学结构是怎样的，毕竟他的医术并没有具体流传下来。而张仲景先生的书倒是得到大家的充分研究，成为很长一段历史时期的主流用方。我曾向一位传承脏腑五行医学的老师学习，发现这个流派用药用方的方式跟我们六经辨证或经方方证对应的方式是不同的，但是都能够把病治好。所谓"横看成岭侧成峰"，我们用不同的角度看，可能看到不一样的病情，从不同的角度用药，都可能把病治好，所以这之间并没有所谓的对错。

在《三世扁鹊》这一篇中，窦材先生讲道：

**"想扁鹊独倚其才，旁游列国为同道刺死，华佗亦不传其法，为人谮死，皆因秘而不发，招人之忌耳。"**

这里的扁鹊是指第二位扁鹊，也就是战国时期的秦越人先生，他觉得自己很了不起，后来遭到其他医师刺杀而死，而华佗也是因为不传其法，最后死在狱中了。窦材先生是想表达，扁鹊和华佗都应该早点把医术传给别人，或者撰写成书，而不是等到即将失去生命时才想着把医术传承下去，这时已经来不及了。"皆因秘而不发，招人之忌耳。"这句话就是说这两人都是把医学的心法、心要等救人的东西当成秘密，放在口袋里面，不去做传承，最后竹篮打水一场空。可惜了这么好的医学，居然没有流传下来。

窦材先生说自己学了《素问》和《灵枢》而得黄帝心法，有很多心得，在《扁鹊心书》里面也可以看到很多医案，他确实是一个在临床上非常有把握，而且也做得出来的人。他这样的人就希望他的所有心法尽传于世，能够帮助世上所有需要的人。"凡我同心肯学正传，不妨亦以扁鹊自命可也。"他说只要你愿意学真正的医学真传，你也可以说你自己是扁鹊了。由此，我们可以看得出来，窦材先生虽然很自负，但他还是有一颗救世之心的，他觉得应该把好的东西、真正的东西传承下去。正如我的师公周左宇先生所说："救人的东西是不能有秘密的。"医学不应该变成部分人牟取名利的工具，而应该被公诸于世，流传百世。很多医学古籍和技术传承，都是因为医术持有者有一颗救世的心，无私地公布出来，后世之人才得以学之，悟之。

上文是有关窦材先生把书命名为《扁鹊心书》的原因，我们也透过这一篇了解了他的学术传承。同时，我也跟大家比较了从《内经》开始发展的医学与从《伤寒杂病论》开始发展的医学（方证对应）的异同，它们一个是基础，一个是应用，一个是原始的发展，一个是后世的应用与流传，两者之间是并行不悖的！我们只有把握了这一点，才能成为一个好的中医。

# 04

# 当明经络
## ——经络的重要性及方证对应的比较

《扁鹊心书》上卷《当明经络》篇：

谚云："学医不知经络，开口动手便错。"盖经络不明，无以识病证之根源，究阴阳之传变。如伤寒三阴三阳，皆有部署，百病十二经脉可定死生。既讲明其经络，然后用药径达其处，方能奏效。昔人望而知病者，不过熟其经络故也。俗传遇长桑君，授以怀中药，饮以上池之水，能洞见脏腑，此虚言耳。今人不明经络，止读药性病机，故无能别病所在。漫将药试，偶对稍愈，便尔居功，况亦未必全愈；若一不对，反生他病，此皆不知经络故也。（大栋按：倪师一向要求学者针药并施，经络脏腑之说是中医的重要诊治基础，但方证对应也是临床实战总集，二者都不该偏废）（清人注释：近世时医失口，言经络部位乃外科治毒要法，方脉何藉于此。

嗟嗟！经络不明，何以知阴阳之交接，脏腑之递更，疾病情因从何审察。夫经络为识病之要道，尚不肯讲求，焉望其宗主《内经》，研究《伤寒》，识血气之生始，知荣卫之循行。阴阳根中根外之理不明，神机或出或入之道不识，师徒授受唯一《明医指掌》《药性歌括》，以为熟此尽可通行，用药误人全然不辨。或遇明医，枝梧扯拽，更将时事俗情乱其理谈，常恐露出马脚，唯一周旋承奉。彼明理人焉肯作恶，只得挽回数言，以盖其误。如此时医，诚为可耻。）

这部分要介绍的是《扁鹊心书》上卷的《当明经络》篇。"当明经络"的意思是希望所有的医者都能够了解经络，熟悉经络，这样对医学的认知才能算是正确和完整的。

《当明经络》篇开头第一句就是"学医不知经络，开口动手便错"。这句话成为现在医师群体里的顺口溜了。

**"盖经络不明，无以识病证之根源，究阴阳之传变。"**

这句话的意思是如果为医者不懂经络，而想要了解病症的根源，想要知道它们之间的关系，根本就是缘木求鱼。这句话非常有道理，也非常重要。作者在书中列举了很多现代人的通病，因为《扁鹊心书》讲的是扶阳的观念，而经络就是我们人体阳气的体现。有西方学者希望通过解剖学研究人体经络，希望能够在死人身上找到经络，从而证明经络是存在的，但用这种方法完全找不到经络的身影，他们百思不得其解。这在中医看来就很容易理解，人一旦死了以后，经络就迅速消失，因为经络是我们体内阳气的表现、能量的表现，而当一个人死亡之后，他的身体就变成了一个纯阴的东西，只有物质，没有能量，当然也就没有经络了。

《当明经络》这一篇告诉我们，经络体现的是阳气的作用，当我们身体的能量够，阳气足，经络自然能够很好地运行。了解经络之间的关系，以此来调节阳气，这是非常重要的基础理论。死人是没有经络的，活人才有。大家应该都同意"经络是阳气的体现"这一观点，扶阳的思想也是建立在经络学说上。

在这一篇里，窦材先生就批评了当时的医师。

**"漫将药试，偶对稍愈，便尔居功，况亦未必全愈。"**

窦材先生认为，很多医师在用药时都是抱着试一试的心态，这些人只是拿着药性去对应病机，以此来帮患者诊治。这是医者的通病，并不只是宋朝医师如此。很多人也用这一点来攻击方证对应流派，但在我看来，这是两码事，不能相提并论。

打个比方，如果我们在大学时期选择修读微积分课程，这就默认了我们的数学基础知识是扎实的，也就是说加减法、三角函数、因式分解等数学基础内容，我们是了熟于心的。

《伤寒论》也是如此，当我们学习伤寒时，是需要先打牢《黄帝内经》里的医学基础内容的。经络理论是整个《黄帝内经》的基础，甚至《灵枢》也是从经络到穴位，来逐步探讨针灸运用的。很多医理推导来自经络理论，所以中医的基础就是经络理论。只是在历史长河中，医者们经过临床的不断实践，慢慢整理出了一套以经络理论为基础，把病症与经络对照，从而总结出方证对应的用药之法。到了东汉时期，张仲景先生根据理论把临床中所有的可能性想清楚了之后，形成一个完整的体系，写成《伤寒论》一书。当我们直接运用《伤寒论》时，并不是说我们就可以不去了解经络，因为普天之下，无奇不有，疾病也是如此，当我们遇到书中之外的疾病时，还得回到中医的基础思维中寻求解决之法。像我的老师倪海厦先生，虽然他对方证对应、辨证论治运筹帷幄，但对很多病症，他还是会回到经络理论中来推导，进而调整用方用药。这种感觉就像是，一个专业的司机，甚至是赛车手，不一定懂得车子的制造原理。如果他也懂得专业的汽车知识，可以自行维修和保养汽车，这对他来说当然是锦上添花，但他如果不懂也无伤大雅，专业的汽车知识可以让专业的人才去把控，司机能够专业地开车就行了。

因此，如果有人认为只需要学好经络，而不需要学习方证对应，这是狭隘且片面的。同理，如果学习方证对应的同时，对经络学说也能有所体会，才能成长为一个拥有完整知识架构的医者。

在这方面，我也有相应的临床体会。当年，我们在学习《伤寒论》时，书中讲到少阴病的重要症状之一是喉咙痛，当用附子剂，如四逆汤、麻黄附子细辛汤，附子剂治疗少阴病喉咙痛的效果非常好。现代很多医生对治喉咙痛都会用银翘散这一类的药，当然，银翘散也能治愈部分喉咙痛，所以我们要辨证论治。《伤寒论》中讲到，对于轻微喉咙痛可用甘草汤，或者是桔梗汤治之，这两个方剂效力不够时，才使用附子剂，因为这时的问题很可能是肾阳亏虚，必须补肾阳，如辨证准确，患者会有覆杯即愈之感。我在临床上遇到很多喉痛痛到滴水难进的患者，都是用这种方法治疗，效果很好。《黄帝内经》里面讲到肾经的循行，就有"循喉咙"的字句，也就是说肾经的循行会经过我们的喉咙，我也就明白少阴病的喉咙痛要用附子剂的原因了。我们相信古人在推导少阴病的治疗方式时，如果明白经络原理，很快可以推导出少阴病的喉咙痛要用补肾阳的药。因此，经络跟方证对应是有关系的，两者是并行不悖的。

这样看来，伤寒六经并不是在否定经络，很多熟悉《内经》，以《内经》为基础的医者，常常会批评一些经方家（也就是使用方证对应的医者），这其实是没必要的。我的老师倪海厦先生经常教导我们，医者要懂得针药并施，用好药的同时用好针，这样才能如虎添翼。禅宗说过："有禅有净土，犹如带角虎。"其中，禅是非常有机锋的，而一心专念阿弥陀佛的叫净土宗，它是比较老实的，当禅和净土宗合起来，就好像一只带着角的老虎一样，不但有爪子，有牙，还有很厉害的角。针药结合的威力也如同一只带角虎，医者能够把握这个重点是患者之福音。我的老师倪海厦先生常说："什么事对患者好，我们就要做什么。"所以，作为医者，在看完《当明经络》后，应当反省一下自己是否已经掌握好经络学？只有学好经络学和方证对应，才是学了完整的医学架构。

当然，窦材先生的批评也没错，因为有很多医师到最后既没有方证对应，也没有辨证论治，就只是盲目地尝试。比如说治疗喉咙痛，要看患者是不是有脉微细的问题，因为脉微细代表阳不足，就要补肾阳。如果医者没有把所有症状组成一个证型或者提炼出一个病机，再依此去找解决方案，这当然是不对的。可惜很多医者只是看到症状有喉咙痛，听老师说附子剂很好用，就直接开附子剂治疗喉咙痛，窦材先生批判的就是这种不过脑的行为。

# 05

## 须识扶阳
### ——今日火神派之老祖：大宋窦材先生

《扁鹊心书》上卷《须识扶阳》篇：

道家以消尽阴翳，炼就纯阳，方得转凡成圣，霞举飞升。故云："阳精若壮千年寿，阴气如强必毙伤。"又云："阴气未消终是死，阳精若在必长生。"故为医者，要知保扶阳气为本。人至晚年阳气衰，故手足不暖，下元虚惫，动作艰难。盖人有一息气在则不死，气者阳所生也，故阳气尽必死。人于无病时，常灸关元、气海、命关（大栋按：先生所称之命关是指"食窦穴"，在后有说明）、中脘，更服保元丹、保命延寿丹，虽未得长生，亦可保百余年寿矣。（大栋按：今日火神派之老祖实是大宋窦材先生）（清人注释：今人只是爱趋死路，动云：我有火病，难服热药。所延之医，悉皆趋承附和，不言上焦有火，即云中、下积热，及至委顿，亦不知变迁。或遇明眼之医，略启扶阳之论，不觉彼此摇头，左右顾盼，不待书方，而已有不服之意矣。生今之世，思欲展抱负，施姜附尚且难入，而丹药、灼艾之说，断乎其不可行也。）

本部分我要讲解的是《扁鹊心书》上卷的《须识扶阳》篇，这一篇可以说是《扁鹊心书》的重点。窦材先生认为，扶阳就是重点，他甚至认为如果一个医师不懂得扶阳，则治不好病，也不算是一个好医师。

《须识扶阳》篇提道：

第一，"阳精若壮千年寿，阴气如强必毙伤。"

这句话的意思是如果阳强的话，你的寿命就会很长，而如果阴气强的话，对身体会有损伤。这里的"阴气"并不是我们前面介绍"阴阳"的那个"阴"，前文提到的"阴"是指物质，我们的身体当然要有骨肉、血、水等物质的部分，而在《扁鹊心书》里面讲到"阴"就是阴，但讲到"阴气"则是指阴寒之气，也就是寒气。所以这句话的意思是，如果我们的身体偏寒是有害健康的。

第二，"阴气未消终是死，阳精若在必长生。"

这句话的意思是如果一个人的身体一直偏阴寒的话，那么他的人生就不宜做过长的规划，也就是说离死期不远，寿命也不会特别长。相反，如果一个人阳气充足，能量很强，就会容易得到比较长的寿命。

基于以上两点，医生在治病或者保健过程中要时刻关注患者的阳气是否充足，如果患者吃了我们的方子，身体却越来越冷，那就是有某些环节不对。我的老师倪海厦先生认为，判断医生能否治好患者疾病（尤其是长期病或重病）的标准是看脚和头的温度，如果治疗后，脚越来越冷，头越来越热，则表示方向错误，如果脚越来越热，头越来越冷，这个方向就对了。无论是针灸治疗还是汤药治疗，固护阳气都是首要的。

**"盖人有一息气在，则不死，气者阳所生也，故阳气尽必死。"**

如果大家有看问止中医的大医小课，应该常常听到这样一句话："血虚到了极致，就是阴虚；气虚到了极致，就是阳虚。"当身体的物质部分不足，都是先从血不足开始的，当身体的血液开始不足，无论是它的量不足、质不好，还是质量都不好时，就是阴虚的开始。血刚开始不足时，阴虚还不严重，到血虚很严重的时候，就是真正的阴虚了。阴虚患者，身体会发热，但是这个热是虚热，不是什么好现象。而气虚则与身体能量有关，能量越来越弱时，就是阳虚的开始。当整个身体的阳气开始衰退的时候，气就开始变弱，人就会显得很累，说话也没有力气，动作迟缓，没有精神，久而久之就变成严重的阳虚。身体进入阳虚的阶段后，会手脚发冷，身体寒的情况也会变得严重。窦材先生说"气者阳所生也"，所以，当能量充足时，人才会有气力，这是阳气很重要的原因。他又说"故阳气尽必死"，如果一个人没有了阳气，就要准备与世界告别，变成墙上挂着的灰白照。因此，阳气是生命的基础。

接着，窦材先生跟大家分享了一个养生大法，我们可以在平常没有病痛，不用看医生时做身体保健。常灸关元、气海、命关、中脘穴，以及服用保元丹、保命延寿丹等（这两种丹药是像附子、硫黄这一类的热药）。其中的重点就是艾灸，我觉得经常艾灸这件事情对于现代人来说是很有意义的，因为现在药越来越贵，也不容易获得，用药有偏差还可能会出问题，但是，艾灸的安全性很高，只要稍微注意一下不被烧烫伤就行。窦材先生特别选用了两组穴位，一组是关元、气海穴，另一组是命关和中脘穴！关元、气海都在任脉上，位于肚脐下。灸关元、气海的重点是固护肾阳，肾阳又称为先天之气，是人一生下来就有的能量，这种能量随着年龄的增长而缓慢消散，当肾阳亏虚之后，想要补回来则相当难，可以把它想象成是一个银行账户，它只能够领，不能够存。所以，保护肾阳是很重要的，因为肾阳就像青春一样一去不复返。而对肾阳的保健，就是靠气海、关元两个大穴。另外，他特别提到另一组要穴——命关和中脘。中脘穴大家可能比较熟悉，也位于任脉。至于命关穴，大家可能就不熟了。《扁鹊心书》中有清朝人的注释说"命关就是命门"。由此可知，清朝人看书不自信、不专心。因为窦材先生在书上明确地跟我们讲过命关是指食窦穴，是脾经上面的食窦穴，所以中脘与命关的保健作用是固护脾阳。

**窦材先生提出了两组穴位的艾灸保健法，一组固护肾阳，另一组固护脾阳！**

我们一生下来就具有的能量，叫先天之本。后天之本则是我们后来吸收的能量，来源于所吃的食物和呼吸的空气。在中医理论中，把呼吸的空气叫清气，把吃进去的食物所化生的气叫谷气，清气和谷气合在一起，形成的气叫宗气，是气的基础。这个宗气就叫后天之本，它是后天慢慢积累起来的，所以后天之本比较容易补养。但是，有些人想补养后天之本却怎么也补养不进去，像有些人怎么吃都是瘦巴巴的，没办法吸收食物的营养，这是因为脾阳不足，消化系统不好，就算吃再多也无法吸收，到头来竹篮打水一场空，这种体质的人要想强壮就要补好脾阳，补充后天之气。所以，窦材先生的这两组艾灸穴位囊括了对先天和后天之气的补充，关元和气海补肾阳，命关和中脘补脾阳，这就是这本书最重要的观念，也是中医在养生治病时的核心理念。如果想成为一个能够治重症、难症的大医，把握这一核心点就非常关键。

最后，窦材先生认为，只要按照他的方法，固护先天后天之阳，则"虽未得长生，亦可保百余年寿矣"。虽然不能长生不老，但仍可以保百年之寿。《黄帝内经》认为，人的寿命到 100 多岁是正常的，现在的人活不到 100 岁，是生活方式和理念的问题，并不是身体做不到。我们现在看到很多人到了晚年，肾阳已经虚衰到几乎没有了，所以很多卧床的老人靠着呼吸器、营养针、灌食等方式维持着生命，其实这已经是丧失了先天之阳了，即使拼命补后天之阳，也只能够维持他那一点点气息，这样算是活着吗？我想，这只是延迟寿命罢了。所以，我常常跟大家讲，要想办法把肾阳（先天之阳）保留起来，老得慢一点，老的时候阳气充足，才能活得精彩，活得健康，活得愉快。如果阳气不在了，或勉强只剩下一点点，那么即使用现代医疗技术勉强延长寿命，也是一件可悲之事。

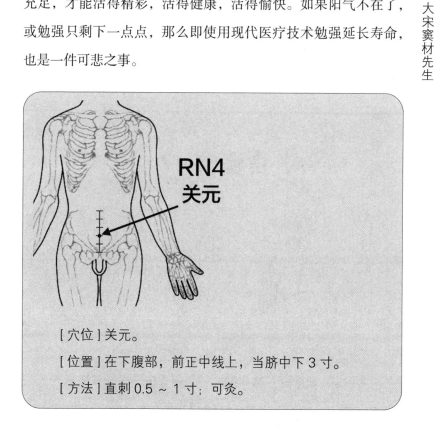

[穴位] 关元。

[位置] 在下腹部，前正中线上，当脐中下 3 寸。

[方法] 直刺 0.5 ~ 1 寸；可灸。

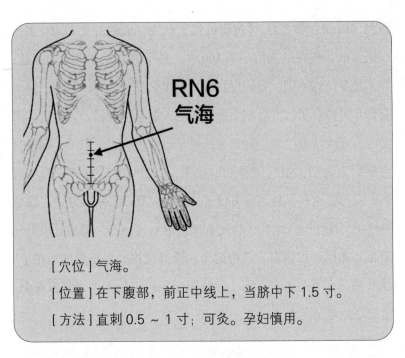

**RN6**
**气海**

[穴位] 气海。

[位置] 在下腹部，前正中线上，当脐中下1.5寸。

[方法] 直刺0.5~1寸；可灸。孕妇慎用。

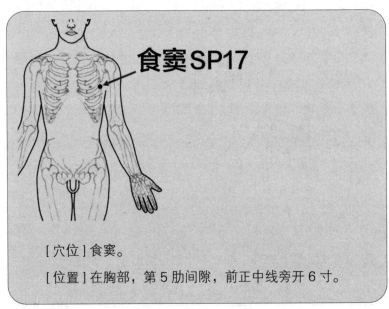

**食窦SP17**

[穴位] 食窦。

[位置] 在胸部，第5肋间隙，前正中线旁开6寸。

[解剖] 在第五肋间隙，前锯肌中，深层有肋间内、外肌；布有胸外侧动、静脉，胸腹壁动、静脉；布有第五肋间神经外侧皮支。

[方法] 斜刺或向外平刺 0.5 ~ 0.8 寸。

[附注] 本经食窦至大包诸穴，深部为肺脏，不可深刺。

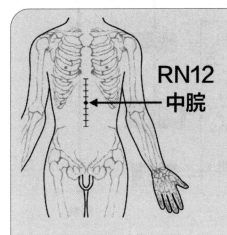

RN12
中脘

[穴位] 中脘。

[位置] 在上腹部，前正中线上，当脐中上 4 寸。

[方法] 直刺 0.5 ~ 1 寸；可灸。

**【阴阳虚实的说明】**

我们先了解一下中医"阴阳虚实"的具体意义，才会对"阳"的重要性有更深一层的体会。

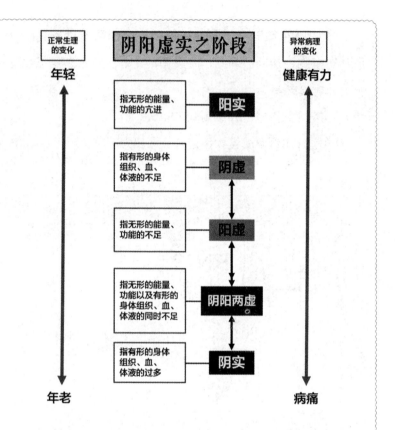

我们先来定义一下"阳实、阴实，阳虚、阴虚"的概念，前文说到"阳"指的是能量或者功能，也就是我们肉眼看不到的这一部分。"阴"指的是有形的物质，用眼睛能看得到的，比如说人的血液、体液，我们身上的组织、骨头跟肌肉等。"实"就是多了、更多、足够；"虚"就是不足、不够、少了。

阴阳虚实能反映人这一生的体质变化。一个人生理上的变化是从年轻到年老，而在病理的变化上，则是从刚出生时的健康有力到年老时的病痛缠身，中间会伴随着体质的不断转变，这个过程人人都不可避免。人的老化是一定的，但我们希望这个速度能够慢一些，能够在年老的时候活得健康而少病痛。人们在刚出生时，小朋友的体质是偏向"阳实"的，他的能量、功能都很强。"阳实"就是功能完整俱全，能量非常充足饱满，所以它代表的是年轻、健康有力；而小朋友再长大一点，就可能有阴虚的现象，这是因为小朋友阳气很足，而身体还无法一下子长大，有形的身体、血液、组织、体液都会显得不足，所以容易表现为阴虚。当然，不是只有小朋友会阴虚，更年期妇女也会阴虚，阴虚过后就慢慢地变成阳虚体质，表示无形的能量也不足了。有形的物质不足，则无形的能量会因为没有可以依附的物质而逐渐不足，这就是阳虚。

最后，更差的体质叫"阴阳两虚"。也就是无形的能量和功能，跟有形的身体组织、血、体液同时不足。阴虚也有，阳虚也有，这真是很差的状态。但是更差的情况是有形身体的组织、血、体液过多，而阳反而不断地流逝，这叫"阴实"。阴实的具体表现是瘀血、血块，更有甚者，还有肿瘤、癌症，很多令人闻风丧胆的疾病都是由阴实体质引起的。阴实是指没有正能量的组织，如癌细胞就是很典型的阴实之物。人一旦步入了老年，病痛就会往阴阳虚实消长更差的方向发展。

　　身体有关血、气、水的表现都可以用阴阳虚实做逻辑连接。所以从下面这个图里我们能得知，人的体质是有完整的、清楚的结构性变化的。在阴阳虚实的变化里，有一个气、血、水的变化，就会产生其他的体质变化。所以，"阴阳虚实"的体质变化是主要的体质变化，其他变化则是在主要体质变化中细分出来的个别变化。阴阳虚实，八纲辨证，气、血、水辨证，它们的关系可以在下图中体现。

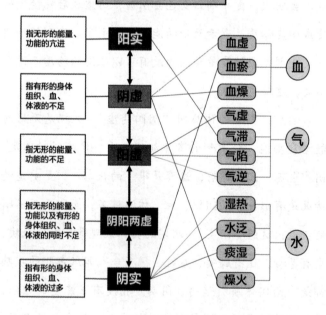

# 06

# 住世之法
## ——保命三法和关元灸的秘密

《扁鹊心书》上卷《住世之法》篇：

绍兴间刘武军中步卒王超者，本太原人，后入重湖为盗，曾遇异人，授以黄白住世之法，年至九十，精彩腴润。辛卯年间，岳阳民家，多受其害，能日淫十女不衰。后被擒，临刑，监官问曰：汝有异术，信乎？曰：无也，唯火力耳。每夏秋之交，即灼关元千炷，久久不畏寒暑，累日不饥。至今脐下一块，如火之暖。岂不闻土成砖，木成炭，千年不朽，皆火之力也。死后，刑官令其剖腹之暖处，得一块非肉非骨，凝然如石，即艾火之效耳。故《素问》云：年四十，阳气衰，而起居乏；五十体重，耳目不聪明矣；六十阳气大衰，阴痿，九窍不利，上实下虚，涕泣皆出矣。夫人之真元乃一身之主宰，真气壮则人强，真气虚则人病，真气脱则人死。保命之法：灼艾第一，丹药第二，附子第三（大栋按：先生把附子列在保命三法中，可见先生对附子是极重视的！本书中的丹药是指先生列出的补阳丹药而非一般汤药。文中提出："千金等方，不灸关元，不服丹药，惟以寻常药治之，虽愈难久"）。人至三十，可三年一灸脐下三百壮；五十，可二年一灸脐下三百壮；六十，可一年一灸脐下三百壮，令人长生不老。余五十时，常灸关元五百壮，即服保命丹、延寿丹，渐至身体轻健，羡进饮食。六十三时，因忧怒，忽见死脉于左手寸部，十九动而一止，乃灸关元、命门各五百壮。五十日后，死脉不复见矣。每年常如此灸，遂得老年康健。乃为歌曰：一年辛苦唯三百，灸取关元功力多，健体轻身无病患，彭篯寿算更如何。（清人注释：先生三法实为保命之要诀，然上策人多畏惧而不肯行；中策古今痛扫，视为险途；若下策用之早而得其当，亦可十救其五。予遵行历年，不无有效、有否。效则人云偶中，否则谗谤蜂起，此非姜附之过，乃予热肠之所招也。吾徒不可以此而退缩不前，视人之将死可救而莫之救也。）

这部分要讲的是上卷的《住世之法》，窦材先生在这篇文章开头就讲了一个有意思的故事：绍兴年间，在军中有一位叫王超的步卒，小兵，本来是太原人，后来到了重湖做强盗，遇到了一个高人，这位高人教授他一些住世之法（住世之法就是能够长寿的秘方），使他一直活到 90 岁，还能看起来年轻、神采奕奕。然而，他坏事做尽，害惨了岳阳一带的百姓，最后就被抓了（正因为他被抓了，我们才能够看到这个故事）。

在他临刑的时候，监斩官问他："你这么厉害，有没有特别的奇术？"

王超说："没有，我就是常常用灸法而已。"

王超说他每当夏秋之交，就在关元穴的位置烧上 1000 个艾炷，当然不是一口气 1000 个，而是累积一段时间，总共烧了 1000 个艾炷，从此他就不怕冷，也不怕热，而且好几天不吃饭也不会饿。

**"至今脐下一块，如火之暖。岂不闻土成砖，木成炭，千年不朽，皆火之力也。"**

在自然界中，土用火去烧以后，就会变成砖，本来土是散的，变成砖就很硬；木头用火去烧以后，就会变成炭，经压缩后就很坚实，千年不朽，都是因为火的力量。

王超死了以后，执行官把他的肚子切开，发现了一块非肉非骨，凝然如石，就像一块玉一样的东西，这就是他长年艾灸后的身体变化。以上就是窦材先生讲的有关坏人长寿的故事，这个故事告诉我们，一个人如果想长寿，可以试试艾灸之法。

**"年四十，阳气衰，而起居乏；五十体重，耳目不聪明矣；六十阳气大衰，阴痿，九窍不利，上实下虚，涕泣皆出矣。"**

人到了 40 岁，就会变得比较没有力气，年轻时的旺盛精力开始衰退，但除了体力上的衰退外，其他方面还算好。然而到了 50 岁，就会伴随体重增加，身体发胖，这叫中年发福，其原因是代谢不好。因为人到了 50 岁，阳气不足，脏腑功能不佳，代谢就不好，身体就开始胖起来，视力和听力也开始变差了。到了 60 岁，阳气更差，九窍不利，眼耳鼻舌口都出现老化，吃喝拉撒的状况不太理想。重点是会形成上实下虚的体质，上面比较实，所以头是发热的，下面比较虚，所以脚是发冷的，这个情况就很严重了。

中国医药学院的创办人陈立夫先生，他活到 100 岁，在他 96 岁的时候，人家问他："你是怎么保养身体的？"（我们都知道他是中国医药学院的创始人，他旁边应该有很多大师、名医，所以，我认为他所说的养生之道是具有参考价值的。）

陈立夫先生回答："养生之道，头要冷，手脚要热。"

《住世之法》篇讲到，人到了 60 岁以后，如果阳气虚衰严重，就会上实下虚。而先生说养生之道是上虚下实，跟前文的观点不谋而合。上虚，就是上面凉，上面凉则头目清明，人就不会痴呆；下实，就是脚要热，脚热代表循环好，因为脚是离我们心脏最远的地方，脚都能够热起来表示整个身体的循环不错，这是上虚下实。相反，当体质呈现上实下虚时，那就表示身体很差了。上实下虚之后还会"涕泣俱出"，就是流鼻涕、流眼泪，表示老得一塌糊涂了。这是《黄帝内经》形容人的衰老过程的说法。但是，窦材先生也提供了延缓衰老的方法，让我们不要太害怕。

窦材先生认为保命有三法：第一是艾灸；第二是丹药，主要是一些热药；第三是附子。附子有补肾阳的功能，窦材先生特别提及附子，足以说明其重要性。这三种方法都表明，人的身体要维持一定的热量，无论是内热源还是外热源。这一点把控得好则老得慢。这就是《扁鹊心书》中，一再强调的保命三法。当然，除了艾灸和用药的保健方法外，饮食也要注意，尽可能不吃可能导致身体变寒的食物，不吃虚耗身体能量的食物。

文中已经告诉我们艾灸的最适时机，前文说到，人的身体在 40 岁开始老化，所以我们不能等到 40 岁才开始做保健。窦材先生认为，从 30 岁开始，每三年一灸，脐下灸 300 壮；50 岁，每两年一灸；60 岁，每年都灸。因此，艾灸保健要从 30 岁开始，灸肚脐下的关元穴，常灸关元，灸到身体感到轻松，有力量，自然"羡进饮食"，胃口大开。有句俗语说得好："老人家能吃就是福。"老人家有胃口，消化强，则可能长命百岁，想要达到这个标准，需要靠艾灸法来保健。我有一个课程是《中医养生抗老实务必修课程》，这个课程讲了有 10 遍以上，每次讲课时，我看到台下就难过，有的人都已经六七十岁才来听养生抗老课程，时候稍晚矣。

**"六十三时，因忧怒，忽见死脉于左手寸部，十九动而一止，乃灸关元、命门各五百壮。五十日后，死脉不复见矣。每年常如此灸，遂得老年康健。"**

这一段是窦材先生自己的例子，先生在 63 岁时，因为忧伤和愤怒导致身体出了问题，他老人家身处乱世，本是北边武官，后来到南边当郎中，生活中难免有忧伤、愤怒之时，情绪积久就会出现问题。有一天，他突然发现左手寸部有死脉，左手寸部是心脉，心为君主之官，如果此脉为死脉的话，可能脉已经浮起来了，下面是无根的，而且他说他的死脉是"十九动而一止"，也就是说他的脉跳了十下或九下就停一下，这个就是代脉。代脉就是脉搏跳动几下就会停一下，一般来说，正常人的脉搏跳动 20 下、30 下，甚至 50 下，才可能停一下，且不容易被观察到。当脉搏跳动少于 10 下就停一下的时候，就要注意身体状况了！我的老师倪海厦先生曾说过，脉搏跳两下停一下，这个人则剩两年命，跳三下停一下，则剩三年命，这是大概的预估方式。所以，当窦材先生发现自己大限将至时，他二话不说，马上开始灸关元、命门，各500壮。结果"五十日后，死脉不复见矣"，在他灸了50天之后，这个死脉就消失了。后来"每年常如此灸，遂得老年康健"。

他老人家现身说法，苦口婆心地劝大家好好艾灸，也借此强调关元灸的重要性。

这一篇的末尾还有一首歌：

**"一年辛苦唯三百，灸取关元功力多，健体轻身无病患，彭篯寿算更如何。"**

这首歌的意思是说一年有365天，其中辛苦的日子大概有300多天，关元灸有诸多好处，会让身体强健少病，比彭篯（就是古来长寿的代表彭祖）更长寿。据古书记载，彭篯的寿命到800岁，此歌诀之意是常灸关元穴可以超越彭祖的寿命，当然，实际上没那么夸张，只是表达人们对长寿的期望。所以，我们要注重关元灸保健法，尤其是刚过30岁的朋友，从现在开始保养，到60岁之时还能看上去像30岁，这样的人生体验也很有趣吧！

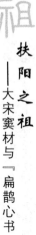

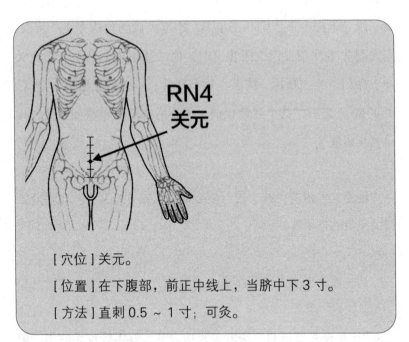

[穴位] 关元。

[位置] 在下腹部，前正中线上，当脐中下 3 寸。

[方法] 直刺 0.5 ~ 1 寸；可灸。

# 07

## 大病宜灸
### ——灸法是保命之首要

《扁鹊心书》上卷《大病宜灸》篇：

　　医之治病用灸，如煮菜需薪，今人不能治大病，良由不知针艾故也。世有百余种大病，不用灸艾、丹药，如何救得性命，劫得病回？如伤寒、疽疮、劳瘵、中风、肿胀、泄泻、久痢、喉痹、小儿急慢惊风、痘疹黑陷等证。若灸迟，真气已脱，虽灸亦无用矣；若能早灸，自然阳气不绝，性命坚牢。又世俗用灸，不过三五十壮，殊不知去小疾则愈，驻命根则难。故《铜人针灸图经》云：凡大病宜灸脐下五百壮。补接真气，即此法也。若去风邪四肢小疾，不过三、五、七壮而已。仲景毁灸法云：火气虽微，内攻有力，焦骨伤筋，血难复也。（大栋按：《伤寒论》中此言论有个前提，此灸法是"微数之脉"的人的禁忌，不是毁灸！）余观亘古迄今，何尝有灸伤筋骨而死者！彼盖不知灸法之妙故尔。（清人注释：《灵枢》论虚而至陷下，温补无功，借冰台以起陷下之阳耳。若仲景所言微数之脉，慎不可灸。脉而至于微矣，似有似无，则真阳已漓，又至于数矣，则真阴已竭，阴阳漓竭，灸亦无益。但有炎焰而无温存，宁不焦骨伤筋而血难复？非毁灸也。）孙思邈早年亦毁灸法，逮晚年方信，乃曰：火灸，大有奇功。昔曹操患头风，华佗针之，应手而愈，后佗死复发。若于针处灸五十壮，永不再发。或曰：人之皮肉最嫩，五百之壮，岂不焦枯皮肉乎？曰：否。已死之人，灸二三十壮，其肉便焦，无血荣养故也。若真气未脱之人，自然气血流行，荣卫环绕，虽灸千壮，何焦烂之有哉。故治病必先别其死生，若真气已脱，虽灸亦无用矣。唯是膏粱之人，不能忍耐痛楚，当服睡圣散，即昏不知痛，其睡圣散余自用灸膝神效，放心服之，断不误人。（清人注释：以救己之心，推以救人。所谓见身说法，其言诚真，其心诚切，其论诚千古不磨之论，无如天下之不信何。）

在前一篇文章，我们提到窦材先生的救命三法，第一法就是灸，他认为灸非常重要。我们知道"针灸"是由两个不同的部分组成的，一部分是针，通过针刺穴位而治病。另一部分就是灸，灸的起源可追溯到《黄帝内经》中的《异法方宜论》，此书说道，在东、西、南、北、中各方位居住的人群，治病方式各有不同：

"北方用灸；南方用针；东方用砭石；西方用毒药；中间用导引按跷。"

其中，砭石指的是用外治法在穴位上按推，而毒药指的就是药，因为是药三分毒，其性多偏，所以称为毒药。至于导引按跷，则是指把身体的能量导到不同地方的方法。所以，灸法在《黄帝内经》中就已经出现。

灸法是《扁鹊心书》中的核心内容，当然也是最重要的部分。在上卷的《大病宜灸》中讲道，重症治疗不可小灸，要大灸，一灸就是脐下 500 壮（500 个艾炷）。当然，不是一次不间断地灸到 500 壮，而是连着几天灸，慢慢累积到有 500 壮。灸的时候要灸对穴位点。如果只是外感风邪或者四肢的小毛病，则稍微灸个 3 炷、5 炷、7 炷即可。

在这篇《大病宜灸》中，窦材先生批判了两位前人。第一位批判的是医圣张仲景，《伤寒论》中说："火气虽微，内攻有力，焦骨伤筋，血难复也。"窦材先生认为，张仲景先生是在毁灸法。但是，我认为窦材先生此言论有点断章取义，在《伤寒论》原文中，张仲景这个观点的前提条件是针对微数之脉的人。意思是当一个人的脉很小、很细的时候，再去艾灸，就算灸的火力不大，依然可能伤害到血分。这是有道理的，因为人在艾灸时，可能会出很多汗，加大了水分的代谢，如果这个人的血本来就不足，那

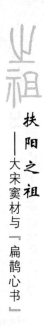

么艾灸确实可能伤到血分。因此,这句话只是表达某些情况下不宜艾灸,并没有说艾灸是错的。所谓语不惊人死不休,窦材先生有时候也要夸张用语,才能让人眼前一亮,但后人看了,琢磨一下便可以得出答案。

窦材先生批判的第二位古人是孙思邈,他认为孙思邈早年间不信灸法,也在毁灸法,直到晚年才认为"火灸,大有奇功"。

我认为,每一种治疗手段都有其适应性和局限性,每一种治疗方法都未必适合所有情况,所以,我们才需要辨证论治。

窦材先生还提到了一件历史趣事:曹操曾患头风之疾,华佗用针刺以治之,而后头风愈,华佗仙逝后曹操头风疾再犯。窦材先生认为,华佗若用艾灸治疗,灸50壮则头风可不再反复。因为曹操的头风之疾是虚证,对治虚证,很多时候针刺虽可取一时之效,但针以泻为主,灸以补为主,所以要用灸法治之,才能一劳永逸。

**"或曰:人之皮肉最嫩,五百之壮,岂不焦枯皮肉乎?曰:否。已死之人,灸二三十壮,其肉便焦,无血荣养故也。若真气未脱之人,自然气血流行,荣卫环绕,虽灸千壮,何焦烂之有哉。"**

已死之人灸个二三十壮,他的肉就会烂掉,因为死人做艾灸,犹如烤肉。但是,活人有气血运行,荣卫环绕,荣气和卫气都很充足，这时候，就算灸 1000 壮，皮肉也是不会烂的。在《扁鹊心书》中，窦材先生经常灸 300 壮、500 壮，且不会让皮肉焦掉。很多人会问："灸个 500 壮，那岂不是要灸几十个小时？"其实，我们是可以用好几天灸完 500 壮的，重点在于密集地、连续地艾灸，当然，我们也不可能整天无所事事，只做艾灸。

在这里聊个题外话，我认为古人艾灸是因为没有其他方式刺激人体穴位，但现代人有很多工具，比如远红外线灯、热水袋、红豆袋、黏土袋等，这些热传导工具都很便于使用。我们可以用这些方法代替艾灸，因为艾灸会烧得四处是烟。当然，也有很多人持相反意见，他们认为艾草有特别之功，热力不能取代艾灸的效用。关于这一点，倪海厦先生在《人纪》里就有提道：艾有一种往下找水源的力量。古人行军在外，想要找水源，就用艾在地上烧，哪个地方的烟最直，哪里便有水。而在临床上，有时候艾草的药性不是最重要的，热力才是。所以，如果大家不能够忍受烟熏的味道，或者觉得做艾灸的体位不适合很多场合，这时就可以改用现代工具进行热敷，一样能达到艾灸的效果。甚至因为这些工具可以实现长时间热敷，效果会比艾灸更好。用艾草做艾灸，想要长时间操作是有困难的。后文会跟大家分享一些现代灸法的观点和细节。

《大病宜灸》还提到有些人是不耐灸的，因为灸的时候会觉得疼痛难忍，所以不愿意艾灸。针对这种人，窦材先生说可以用一个麻醉的方剂，叫睡圣散，用了睡圣散后，就会"昏不知痛"。《扁鹊心书》文后附有睡圣散的原料，此方剂是由山茄花和火麻花组成的。说到山茄花，大家就想到华佗的麻沸散。山茄花一般又叫曼陀罗花，在佛经里有出现。比如《法华经》就讲到了曼陀罗华、曼殊沙华，曼陀罗华是白花，曼殊沙华是红花，它们是很接近的品种。曼陀罗花在很多地方都有种植，它的植物全株都是有毒的，但是我们可以小心地利用它。因为曼陀罗花有麻醉作用，可以达到麻醉的效果。而火麻花更是有趣，大家应该有听过火麻仁，是一味润肠通便的中药，它是火麻花的籽。它们的植物体就是大麻，大麻的籽就是火麻仁，大麻的花就是火麻花。古代的印度和中国就有很多有关大麻的记载，所以大麻本身可作药用，如果运用得当的话是一味好药。窦材先生就把火麻花、山茄花一起做成睡圣散，当成麻醉药使用。

到了宋朝，窦材先生把艾这味药发扬光大，用它长期艾灸某一个地方。但是，如果我们在能忍受的范围内长期地热敷，温敷，它的效果也能堪比艾灸三五百壮。所以我才说现代人实属幸运，能够方便获取多种工具。

以上就是《大病宜灸》的核心思想，再总结一下，遇到重症大病，要用灸法，且要大灸，长期灸。窦材先生认为，救人性命时不用灸法而用其他方法，是缘木求鱼的行为。所以，医者在临床上遇到癌末患者或病危患者，首先要想到用艾灸固守真阳，这一步很重要。

# 08

# 时医三错——先生直斥误用凉药之非，并申脾肾二虚的治则

《扁鹊心书》上卷《时医三错》篇：

凡阴疽及鬼邪着人，或两眼内障，此三法皆出《内经》。其疮疽本于肾虚，为阴所着，寒邪滞经，根据附于骨，故烂人筋，害人性命。其法必大补肾气，壮阳消阴，土得阳气，自生肌肉，则元气周流不侵骨髓矣。今则附入外科，庸医不知，反用败毒凉药，致元气虚愈而死者，多矣。（清人注释：亲见一妇人患伏兔阴疽，形扁色白，大如覆盂，延一艮山门疡医，连用清火败毒药四剂，不待脓溃，一泻而死。）鬼邪着人者，皆由阴盛阳虚，鬼能根据附阴气，故易而成病，若阳光盛者焉敢近之。治法大补元气加以育神，则鬼邪自然离体。病家不知，专求符箓，此等外道决无灵验。或假手庸医，认为燥火，投以凉药，或清热化痰，致人枉死，良可悲哉。（清人注

释：世俗于轻浅小疾皆事巫祝，况鬼祟为殃，肯舍巫乎！加之医用寒凉，故尔愈者不易）眼生内障由于脾肾两虚，阳光不振耳。故光之短主于脾，视物不明主乎肾。法当温补脾肾，壮阳光以消阴翳（大栋注：此引唐人王冰之语），则目明矣。今则另立眼科以成一家之技，只用凉剂，冰损元阳，致脾肾虚衰而死，殊不知一切病证皆有《内经》正法。后人分立十三科妄名，是以识见小者，专习一科，成一偏之见，譬之大海中认一浮沤，综理未贯，动即伤生，悲哉！（大栋注：这是对后世眼科的一些批判）（清人注释：予目睹京中来一太医院官陈某，自炫能开瞽目，专以冷水冰伏，又以寒膏内陷。其人本领，实而火重者见效亦捷；若本弱元亏者，无不阴受其害。斜桥一盐贩之妻服膏半盏，腹即痛，其夫强之服尽，大吐而毙。其夫一时惶急，从楼窗跃出街心。哭叫：陈太医药杀我妇！百种辱骂累及祖先，闻者无不寒心。笔此以见寒凉误人，并信耳不信目之戒。）

在《时医三错》这一篇中，窦材先生严厉地批判了当时的医学界，说当时的医生常犯三个错误。我认为其中的某些观点，从八百年后的今天再来看，仍然非常切要。

文中开头讲的三种疾病，皆出自《黄帝内经》，经文中已经把它们的来龙去脉讲得非常清楚了。而在窦材先生所处的时代，医生仍然常常搞错这三种疾病的治疗方向。这三种病症分别是：

1. 阴疽：阴证痈疽，以皮肤溃烂难以收口为主症。

2. 鬼邪着人：古人对于很多怪病多归因于鬼邪害人，我们对此无须纠结，只关注其合理的医疗部分即可。根据《黄帝内经》的记载，有些人看起来像失去了元阳，忽然间死掉，也不知道是什么问题，于是古人就说是因为有鬼。在《黄帝内经》中还有讲到各种鬼犯人的五脏，然后人就暴死的例子，但其实我们可以看得出来这些人是由于没有阳气和能量导致的突发性死亡。

3. 两眼内障：现代人说的白内障、绿内障、青光眼这一类眼部疾病。

以下我们对上述几种疾病逐一分析。

第一错：阴疽。

阴疽，是指皮肤溃烂破损难以收口，情况严重的时候，溃烂会深入筋骨。这个问题在《黄帝内经》的《痈疽论》里面就有讲到，是由于血液循环不好所导致的。所以，这是身体功能不佳，是阳的问题，确切地说是由于阳虚导致身体的能量不足。前文我们说过，口水在体外失去了阳气的运化，很快就会发臭。阴疽与口水发臭的原理有异曲同工之妙。身体上的任何组织，失去了能量后，就会很快臭掉。窦材先生说宋代人遇到这种问题用的是寒凉药，宋朝医者认为，阴疽会导致人体发热，所以属于热证，而热证就应该用凉药。如果天下的疾病这么好治，发热就用凉药，那人人都是神医了。很多时候，这种治疗方式只会加重疾病，所以窦材先生对此进行了严厉的批判。

第二错：鬼邪着人。

鬼邪着人指的是人突然暴死，五脏中任何一脏出问题都可能造成一个人忽然间暴死，这其实是一个严重的阳虚问题。但是，有些医生遇到这种问题非但不补阳，反而用凉药或者清热化痰药，因为他们认为这是燥火或者痰引起的。确实，很多重症是痰引起的，但当患者阳气已失，手脚冰冷时，医者还在滥用清热药化痰，这种治疗无疑是错误的。对此，窦材先生感慨"良可悲哉"，他也不知如何改变当时医者的观念，只能感到莫大的悲哀。

第三错：两眼内障。

窦材先生特别讲到眼睛的问题。中医后世有五风内障（就是说我们眼睛生的障翳有五种颜色）的说法，因为中医前辈通过观察眼珠的颜色，发现共有五色。中医的主流观点认为，是风邪导致眼生内障，风善行而数变，在《黄帝内经》的《金匮真言论》里面也有讲到八风，八风侵犯五脏，导致五风内障的问题，最后表现在眼睛上。而在窦材先生所处的年代，医生遇到类似问题就马上开凉药，因为他们认为这种情况是由热引起的，而没有认识到是因为阳虚的问题。其实，医者治病应该着重于调节全身，而不是拘泥于疾病的局部。当身体能量不足、功能不佳时，就必须在阳的治疗上下功夫，而不是只注重眼睛局部症状。包括前文讲的痈疽，呈现在皮肤上面的症状是最后的表现，我们要去看它生成的原因，从整个身体上看待病症，这是一个整体医学的概念。

这里有个有趣的现象，窦材先生在那个时期就发现，很多医者只看到病症，头痛医头，脚痛医脚，皮肤有病则治皮肤，而不是把人当作一个整体去看待。为此，窦材先生对中医分科提出强烈的批判，他认为很多人不用《内经》正统的方法来行医。《内经》是一部从整体论治的医书，书中表明，医者要从人的五脏、身体的阴阳调和以及整体状况进行医治。很多人对人的体质一无所知，还把中医进行分科，窦材先生认为这种分科是假大空，不分科才是中医正统。很多人问我看哪一科在行，我说中医是不分科的，我们从内科看到外科，从儿科看到妇科，从眼科看到肠胃科，从皮肤科看到精神科，我们各科都在看。有人认为中医不分科不科学，但这才是中医的精髓，中医是一个整体医学，把人当做完整的个体看，每一部分都会相互影响，所以病机是很复杂的。如果只看某一个问题，只看某一个点，那就是以管窥天。

我的老师倪海厦先生曾经批判过现代西医的分科，一般来说，人们认为医院的患者在哪个科室不幸离世了，就是死于哪个科室专业范畴的疾病。当然，现在的某些医学分科也是有必要的，术业有专攻，有一些是比较特殊的，需要我们专门去学习的。但如果站在治好患者的角度看，我们就应该从整体论治。比如前文讲的一个例子——喉咙痛，现代人喉咙痛喜欢看耳鼻喉科，但从中医的角度看，喉咙痛很多时候是少阴病，是肾阳不足导致的，此时当用附子剂。而西医的耳鼻喉科自然不会把喉咙痛与肾联系起来，这就是整体医学的魅力。再举个例子，眼部疾病有虚实之分，实则水液过多，当身体多出了不应该有的水，或者水不够时，都与肾有关。虚则往往是肝血虚引起的，所以从整体来讨论眼部疾病，可以得出不一样的答案，而不是眼疾治眼。

在八百年前，窦材先生就洞穿这一医学弊端，并提出严肃的批判。而这一点放在当今社会，依然贴合时代医疗现象，具有现实意义，值得引起我们的深思。

在《时医三错》这一篇，我们学习到以下几点：

第一，我们在看病、审病的时候，要看到真正的病机是什么，不要看到热就用凉药，看到凉就用热药，要看清楚根本原因！

第二，要注意固护阳气，阳是一个人活下去的根本。

第三，强调整体医学，不要妄自分科。

以上几个部分，都是停留在理论层面，但这些理论会为下文的实践、运用的讲解提供指导，这也是我们先学习这几个篇幅的原因。

# 09

## 忌用转下
## ——若不是实热而用转下法的害处

《扁鹊心书》上卷《忌用转下》篇:

《内经》并无转下之说,止言发散,又止言辛甘发
散为阳。辛温之药达表则自然汗散,攻里则自然开通。
(清人注释:据先生之论谓辛甘发散为阳,故表邪解而
里自和,非辛甘能攻里也,后人当活看。)非若寒苦之
药,动人脏腑,泄人元气也。夫巴豆、硝黄之类能直穿
脏腑,非大积大聚,元气壮实者,不敢轻用(大栋注:
巴豆、硝黄不是不能用,判断患者是否实热才是重点)。
今之庸医不问虚实,动辄便行转下,以泄六腑各气,转
生他证。重则脾胃渐衰,不进饮食,肌肉消瘦而死。又
俗云:春行夏补,至秋时须服通行药数剂,以泄夏月
积热,此语甚讹。(清人注释:俗医惯将此数语印人耳
目,夫《内经》四时调养生长收藏之道,与春夏养阳、

秋冬养阴之法，何等圆活，而愚人执守一说，不肯精求《灵》《素》，良可慨也！）夫热在内，自然从五脏六腑及大小便中泄出。若以凉药泄热，吾恐热气未去一分，而元气已衰九分。尝观服转药一剂，则有五七日饮食脾胃不能复旧。况乎三焦暖热方能腐熟水谷，若一刻无火则肌肤冰冷，阳气脱尽而死矣。故《内经》止有沉寒痼冷之论，未有积热纯阳之说。纵然积热为病，一服转下便可解救。若阴寒为病，则四肢逆冷，死在须史。古人立法，若狂言妄语，逾垣上屋诸大热证，亦要论其大便如何。数日不出者，有燥屎也，方下之，若大便如常，即不可下。（大栋注：便秘问题分热秘和寒秘，但在临床上寒秘为多，主要是阳虚者众。笔者在临床多以补益大肠之阳气为主要治疗手段，于阳虚便秘收效甚佳。）（清人注释：狂言妄语，逾垣上屋，自是热证，然有一种面青脉急，或面黑脉微，手足厥冷者，又属阴证。此系无附之阳，必死之证，若治之早或有生者。）今人于并无以上热证，而亦概用寒凉转下，必欲尽去其热，吾不知将以何为生气。夫人身无热则阳气尽矣。此河间、丹溪（大栋注：此句应为后人加注后刊，形成正文）遗讹后世，业医者不可以不察此弊也。

在《忌用转下》这一篇，窦材先生所谓的"忌用转下"是在批评当时的很多医生都喜欢用寒凉药来治疗便秘。当时很多医者治疗便秘，都会用大黄、芒硝等药（就是承气汤）治疗，希望马上把大便弄通，窦材先生认为这是一种错误的治疗方法。讲到便秘，我们首先会想到《伤寒论》里的承气汤系列，包括大承气汤、小承气汤、调胃承气汤，这些汤方都含有大黄这味药。承气汤系列主要是解决阳明腑实证、实热便秘的问题。

便秘可分为热秘和寒秘两种不同的类型。

热秘一般来说是因为邪气实，又叫实热便秘，阳明腑实证就属于这种。寒秘则是由于身体比较虚，是阳气虚所造成的便秘。所以热秘、寒秘这两种不同的类型采用的治疗方式是截然相反的。但是，很多人不管寒秘、热秘都用承气辈，而《伤寒论》里是必须辨证出阳明腑实证才会用到承气辈，用大黄剂。《伤寒论》可没有说虚证可以使用承气辈。所以，寒秘的患者用了承气辈的药，虽有一时的效果，但长远地看这些药会造成患者体质进一步寒凉，之后患者又会产生更严重的便秘，假如医者持续使用寒药，随着患者体质的不断恶化，可能会造成不可挽回的损失。

因此，窦材先生才提出，为医者不能遇到便秘就用寒药，如要用寒药，则要辨证准确，患者必须要有"狂言妄语，逾垣上屋诸大热证"，也就是我们常说的四大热症。

**四大热证：身大热、口大渴、汗大出、脉洪大。**

当患者出现四大热症时，医生才可以用凉药来治便秘。但是，大部分便秘都不是这类问题引起的。像很多现代人，包括很多老人家患有便秘，都是因为阳气不足，大肠失去蠕动的动力导致的，如果用凉药治之，那就大错特错了。

我在临床上遇到的患者大部分是寒秘类型的，也就是阳虚体质，大肠蠕动无力。这个时候，我会用一点大黄，但是整体而言，不会用大量的大黄或其他寒药来治疗，而是配合一些温补的药物在里面。像枳实和厚朴，本身并不是很寒，而且可以增宽消化道，所以我经常会用这两味药。另外，我可能会加上肉苁蓉这个温补的药，肉苁蓉既能补肾阳，又能润肠，还可以加上当归，有人认为当归是补血药，但是当归本身也富有油脂，能够润肠。最后，再加上一点纯润肠的火麻仁。我们不仅要有去实的部分，还要有温补的部分，如果患者身体虚弱，还能加大肉苁蓉的用量，效果不错。

我在治疗便秘时，还有一个特殊的做法，就是采用循序渐进的治疗方式。当病患第一天来诊所看便秘问题且情况比较严重时，我开的药量会偏大，这时候小剂量治疗效果可能不佳，所以会用大量药物帮助他排出大便，让他的症状在短期有所缓解。我会先让患者早晚各吃 7 茶匙粉剂，药的作用是一边泻一边补，等到他排便比较顺畅，每天都会排便时，就把 7 匙粉剂减成 6 匙，再过一阵子就再减成 5 匙，患者吃了一段时间 5 茶匙量的药后感觉不错，再减成4匙、3匙、2匙、1匙，最后达到不吃药还能每日一便的效果，这药就能功成身退了。我认为这样子的治疗方法，比较不会造成副作用，而且对患者来说也是一种体质的调整。

以上这个扶阳的案例告诉我们：当我们把阳气、能量、功能提升后，很多问题身体自己会解决。

在这一篇文末，窦材先生写道：

**"此河间、丹溪遗讹后世，业医者不可以不察此弊也。"**

其中提到了刘河间和朱丹溪，这两位医生是寒药的代表。但窦材先生是北宋到南宋之间的人，而朱丹溪是在窦材先生去世之后才出生的人，怎么会出现在《扁鹊心书》中？

我查阅过很多版本，这段话都是大字，大字代表原文，但我认为这很可能是清代的注释，本是用小字撰写，在后来的编排过程中不小心把这一段变成大字，从此就被当作原文了。有些人怀疑这本书是清朝人伪造的，但我认为只是清朝人注释的时候，把原文跟这个批注混淆了而已。《伤寒论》也有类似的情况，我们见到的《伤寒论》版本，最常用的是宋本，宋本也很有趣，它把前朝的原文旁边的小字注释，在后来重刻的时候刻成大字，所以后人就以为全部都是张仲景的主张了。所幸的是我们还有唐本，像康平本的《伤寒论》，在这些版本里，我们可以发现有些看起来是原文的内容，其实是后世的注释。所以，《扁鹊心书》也有这个问题，可能某些部分是注释跟原文混淆的结果，在此也跟大家解释一下。

# 10

# 禁戒寒凉
## ——斥医者执壮火食气说而大用寒药之误

《扁鹊心书》上卷《禁戒寒凉》篇：

夫四百八病，大约热者居多，寒者最少。无怪乎河间论火，丹溪之补阴也。但泥二子之书而不考究《内经》，堕于偏颇，害人特甚（大栋注：此句应为后人之加注后刊成正文）。盖热病属阳，阳邪易散易治，不死。冷病属阴，阴邪易伏，故令人不觉，久则变为虚寒，侵蚀脏腑而死。（清人注释：初起不觉之证，最能害人，往往轻忽之，而一变致死者不少。）况人身之火多亦是当然，天之六气，火居其二。今之庸医执壮火食气之说，（清人注释：《内经》壮火食气之说，犹炎暑盛而人气乏相火炽而真元伤，非凉药之治，亦非热药之谓，马元台不察此理，妄为注释，遗讹后学不浅。）溺于滋阴苦寒之剂，殊不知邪之中人，元气盛则能当之，乃以凉药冰脱，反泄元气，是助贼害主也。夫凉药不知害了多少人。若元气稍虚者，无不被凉药冰败而死，脾胃有伤，焉望其生。如人饮热汤及炙煿之物，从龆至髦，断无损人之理。《内经》言膏粱之变，止发痈疽，况膏粱发疽者，百无一二。故知热之养人，时刻不可缺也。若以冷水饮人，不须三日，即为腹疼泄泻，脾虚胃败矣。故燧人立法，食必用火，万代苍生得以活命。俗医大用凉剂，譬于饮人冷水，阴害黎民，良可慨也。不见当今医家，祸及子孙甚至灭门绝后，皆学术不精之报也。

（大栋注：问止中医大脑的大数据显示在深圳一地，天气炎热时长，但阳虚者多，今人的生活饮食作息不当，阳之不足是问题的根源。本书之重要性亦体现于此。）

（清人注释：医者观此切须猛省，误用凉药之害真实不爽，予见近代时医专用温平者，或延一息，终见陵替。专以寒凉攻伐，夭札人命者，诚未见其有后也。）

窦材先生是扶阳的老祖，禁戒寒凉是其中心思想，本部分主要讲解《禁戒寒凉》篇。在这篇中，窦材先生谈到现在很多疾病，医者在判断上经常会有错误，虽然在治疗时偶尔有效，但之后却后患无穷。

**"夫四百八病，大约热者居多，寒者最少。"**

本篇开头第一句就说：我们一般看到的疾病，呈现热象的比较多，寒象的少。

所谓热象居多是因为发炎。身体在对抗疾病的时候，最好的方法是马上增强身体的免疫力，加强身体的代谢循环，让整个身体能够对抗外邪，在这个时候身体会轻微地发热，就是现代医学常说的发炎，导致身体呈现热象。此外，像常见的感冒，它有一个很明显的症状就是发烧。一旦发烧，身体的免疫力就开始变强。另外，我们在临床上看到的患者热证比寒证多的另外一个主要原因是身体寒的人一般不找医生看病。大多数人不会把手脚冷当成重症看待。有人手脚冷去看西医，结果西医对他说手脚冷不是问题，可能有些西医还伸手给他看，说："你摸摸看，我的手比你的更冷。"因为现代医学并不重视这一点，因此，患者就很少因为寒证专门来看病了。

前文说到，人的一生是一个从身体很热，一直到身体很寒冷（从阳实到阳虚再到阴实），然后就离开这个世界的过程。在这个过程中，我们可以发现，人的身体都是慢慢趋向于寒的。虽然说体质有分寒热，但其实人们终究都趋向于寒性体质，慢慢变冷，毕竟人生自古谁无死呢？有些人看到老人家也发热，认为他有热病，其实，这种不叫发热，因为他的身体本质并不热，而是他有一些症状看起来是热的表现，我们把这种表现称为热相。同理，症状看来是寒的表现则称为寒相。大家要搞清楚性、相之分，性是本质，相是外在表象。所以，老人家发热表现出来的是热相，而不是热性。我认为，每个人都是逐渐趋向于寒性的，只是有人变寒的速度慢，身体热性还比较多，寒性较少，像年轻人就是这样。不过年纪大的人也不要灰心，年纪大，保养得宜，养生得当，身体还是能保持一定能量的。

关于治病，自古有一种说法是"毒热易消，阴寒难化"。这句话的意思是说当一个人有热证，一用寒药，热证马上就可以消掉，而寒证就没那么容易了。在临床上，想让手脚冰冷的患者暖起来是很难的。而且大多数时候热病属阳，一般无死症，但一旦寒证到了极致，就会要了你的命，因为人无阳则不立，如果身体内没有一点能量在的话，人就会死去。所以热证不死，寒证要命。可惜，热证一开始看起来是很可怕的，而寒证一开始的样子却会让人失去警觉。

很多人都根据《黄帝内经》的"壮火食气"这个观念作为医病原则。"壮火食气"指的是当一个人身体热起来的时候，会破坏人体的气，也就是说当一个人身体很热的时候，支持他生命运行的有效能量反而会变得比较少。就因如此，大家一遇到这种情况，就赶紧用寒凉药把热毒消掉，以避免失气。殊不知，气虚则阳虚，寒药是会戕伐阳气的，所以过用寒药才是真正地把阳气消灭掉。"壮火食气"是在告诉我们风寒暑湿燥火（六邪）对我们身体的影响，很热的时候当然会造成身体局部发热，进而导致能量过度消耗，患者就感觉是气虚，但此时并不是要用寒凉药，而是要让我们身体的能量补充回来。气虚只是一个结果，因则是能量不足，能量不足就要补阳、扶阳，如果你在能量不足的情况下误用凉药，想以此把能量救回来，其实反而是提油救火。窦材先生在《禁戒寒凉》里对医界的这一点提出强烈批判。

《禁戒寒凉》提到了一位古代的人物——燧人氏。燧人氏是发明火的老祖宗，因为有了火，人类才进入了文明时代，有了火，我们才能吃熟食，能快速提升我们的饮食文化，才能更好地滋养我们的生命。因此，窦材先生认为火是很重要的，燧人氏代表的精神就是阳的精神。

问止中医收集了很多深圳一带的医案，通过大数据分析发现，现代人群里阳虚体质的人最多。很多人从慢性的、长期的疲惫，过度到手冷、脚冷。岭南是很热的，所以深圳的天气也很炎热，但是受火气暑热所伤的病症并不多，反而是阴寒致病的人特别多，几乎大部分来就诊的病患都是偏阳虚的体质。

我们从观察了当代的种种现象后再回头看窦材先生的思想观念，就会感触颇深。其实，现代人很难戒掉寒凉，因为现代有个万恶之源——冰箱。古代人要喝个冰水是很难的，在《红楼梦》或者其他古书中，我们可以看到，古代的冰来之不易。古代夏天，尤其是三伏天，暑热难当的时候，有钱的人就会来碗冰镇的酸梅汤。有冰吃的前提是有钱，有钱人在冬天的时候找人到河道去把整块的大冰运回来，放在地窖里面，地窖在地下，温度比较低，冰就融得比较慢，就算到夏天也还没融完，大部分的冰都还在，所以当他们夏天想吃冰时，就可以去地窖刮下一点，放在酸梅汤里面。所以，冰镇饮料是权贵的福利，一般庶民百姓哪有此等口福。因此，古代人要吃到寒凉的东西还真不容易，最多是把食物放在井水中浸泡一下，就算凉的东西了。但是，当代人拥有冰箱，随时都能吃到寒凉的食物，再加上有冰激凌这种伟大发明，哪里还能戒掉如此美食？另外，现代还有一个可怕的东西是空调。天气一热，大家都习惯开冷气。当然，如果天气真的很热，稍微开一点冷气让我们舒服一些也没关系，但问题是现在大家习惯把空调的温度调得很低。夏天的时候，大家在办公室里穿着夹克，吹着冷气上班，一出门就是大热天，一进到室内又是大冬天，一会热一会凉，这样会让阳气消失得特别迅速。

接下来的内容就会开始告诉大家如何处理严重的阳虚，有哪些方法可以延缓衰老，让人长寿。

# 11

## 要知缓急——医者若不明用药时机，于重症不知用灼艾丹附，中医败矣

**《扁鹊心书》上卷《要知缓急》篇：**

夫病有浅深，治有缓急。（清人注释：体认病情，而用药缓急合当，乃医家第一要着。）若急病而用缓药，是养杀人也。缓病而用急药，是逼杀人也。庸医遇病，不能必其何名，亦不能必其当用何药，概以温平试之。若缓病尚可，设遇大病则为误不小，故名养杀人。若缓病投以急药，是欲速其效，殊不知攻急则变生，所谓逼杀人也。（清人注释：二者之误，今世医家比比，胆怯者蹈养杀之弊，心粗者逞逼杀之害。医本生人，乃为杀薮，悲哉！）余观京师名医吕实者，亦熟此法，但不早用，惟先用温平药调治，及至危笃，方议灼艾丹附等事，多不效，乃曰：此天命也。殊不知救挽已迟，藏气败绝，虽灵丹妙药，无能为矣。余亲见彼治一

伤寒第五日，昏睡谵语，六脉洪大，以为胃中有热，以承气下之，四更即死矣。六脉之大，非洪也，乃阳气将脱，故见此耳。治以下药，更虚其阴，则阳无所附而死速矣。若先于脐下灸三百壮，固住脾肾之气；内服保元丹、敛阳丹，饮姜附汤，过三日，自然汗出而愈。余治一伤寒，亦昏睡妄语，六脉弦大。余曰脉大而昏睡。定非实热，乃脉随气奔也，强为之治。（清人注释：先生真仁人也，强治之心，余颇有之，第以人不我信，且又碍于言讷而不肯为，究非真行仁术之人，常以此自愧。）用烈火灸关元穴，初灸病患觉痛，至七十壮遂昏睡不疼，灸至三鼓，病患开眼，思饮食，令服姜附汤。至三日后，方得元气来复，大汗而解。（清人注释：今时姑息成风，灸法难行，余尝叹曰：人参虽救命之品，姜附尤有回阳之功，无如世人不识，俗医痛扫，良可慨也。）余思前证，少阴病也。发昏谵语，全似阳证，若时投以承气，岂得不死。故耳聋不呻吟，身生赤黑靥，而十指冷至脚面，身重如山，口多痰唾，时发躁热者，皆少阴证也。仲景以耳聋系之少阳，谵语归之阳明，用柴胡承气辈误人不少。夫但知少阳脉循胁络耳，却不思耳窍属肾，以耳聋归少阳，此仲景所未到之处也。（大栋注：后世不明辨承气辈用药时机，错岂是仲景。这点果然有些偏颇。前面说师仲景者是不明经络，但提出耳之开窍在肾而又笑仲景依经络循行论治之非，实前后矛盾。）

（清人注释：耳聋仲景作宗气虚论，未尝归少阳。至于谵语，论中言神气虚者多，若阳明证中不过数条而已，先生故加贬驳，未免有意索瘢。）

本部分主讲《要知缓急》篇，"要知缓急"意指医者要分得清病是急症、重症，还是轻症。

窦材先生在本篇提出了用药时机的重要性。他认为，急病用缓药，无异于杀人也！当遇到重症、急症这种非常时候，就要用非常手段。而且窦材先生的中心思想就是"扶阳为上"，他认为只有在阳气大衰时，人才会有真正的性命危险，这种时刻用缓药以治之，是没有办法挽救生命的。

很多人认为中医疗效慢，习惯把中医视为辅助医学，殊不知，中医在治疗危急重症时，是多么效如桴鼓。

中医对于扶阳的治疗手段有着非常清楚的观念和次第，知道应该怎么做，什么时候做什么。在这一篇窦材先生就提出温平药不可治重病的观点，如果遇到重症时医者判断失误，对患者来说是很危险的。

很多人问我怎么样算重症，重症的判断标准是什么呢？这是个有意思的问题，我也跟大家讲一个我的老师倪海厦先生的判断方法。倪师治疗了很多重症，他认为要判断一个人的病治疗到什么程度，就要看他手脚的温度变化，尤其是脚的温度变化，如果在治疗过程中，脚的温度逐渐升高，那这个治疗方向就是对的，如果越治疗脚越冷，药越吃手脚越冰，则患者就离死亡越来越近了。

但是，手脚的冷热是一种比较主观的感受，所以倪师教了我一个客观的比较法：医生看一个人是不是体寒，可以一手摸着患者的手心，一手摸着患者的额头，如果额头比较热，手心比较冷，这个人就是寒。如果医生越治疗患者的头越热，手越冷，则方向错误，赶快停下来。如果医生治疗的过程中，患者头越来越凉，手越来越热，脚也越来越热，那整个治疗的方向就对了。这是一个很好的指标，这一点如果搞不清楚，就可能会出现大问题。前文讲到，在治病的过程中，要随时注意固护阳气，这个方法就是判断阳气是恢复还是衰退的指标。有些人用自己的左手摸右手，然后用左手再去摸头，这是不行的，因为温度的感觉是很细微的，一定要由客观的第三者同时一手摸着头，一手摸着手来判断。

如果头和手温度差不多，那也算还好。

如果头比较凉，手比较热，那就是在往好的方向发展。

如果头比较热，手比较冷，那就是在往坏的方向发展。

　　大家要分得清疾病的轻重缓急，如果一个人身体不适到诊所就医，但他的头是凉的，手是热的，则表示他阳气比较足，这种情况一般容易治疗。窦材先生认为，热病好治，寒病难治，所谓"毒热易消，阴寒难化"就是这个道理。

　　《要知缓急》篇中，还讲了京师名医吕实先生平时治病都用平药，遇到重症时出现医疗事故的例子。

　　**"余亲见彼治一伤寒第五日，昏睡谵语，六脉洪大，以为胃中有热，以承气下之，四更即死矣。"**

　　窦材先生亲眼目睹吕实医师诊治一个病患的过程。那个患者的脉很大，吕实认为这个人是阳明腑实证，就用了承气汤（承气汤是比较苦寒的峻药），很快患者就死了。我们知道承气汤证（阳明腑实证）有四大症：身大热、口大渴、汗大出、脉洪大，症状要能够符合这四大症，医生才能够下定论。但是，脉大有时候并不表示脉很有力，如果一个人即将阳脱，脉也会浮在上面，这时候医生把脉也会感觉脉很大。所以，把脉还有一点很关键，当你感觉脉大的时候，应该再往下按，做虚实的分别。轻触脉大，往下一按时感觉空无一物，没有感到脉的跳动，这种是属于虚证，是浮阳于外，这种情况非常危险。这时候，如果医师用寒凉药治疗，这个人很快就会一命呜呼了。总之，医生在把脉时，遇到洪大的脉，要先辨别虚实，千万不要莽撞地以阳明腑实证论治，以免酿成不必要的惨剧。

这时候，窦材先生又批判起承气汤来，他认为姜附汤和艾灸法就很好，他的观点也没有错，但我认为，有是证用是药。前文跟大家说过，如果患者是真正的洪脉，下按感觉搏指有力，并伴随身大热、口大渴、汗大出时，当然可以用承气汤，实证便秘严重的也可以用承气汤。如果医师遇到的情况跟仲景书中所诉一致，那就方证对应即可。不过这很考验医师四诊合参的能力，很多医师医术不佳，没把握好细节，就有可能出现把阳虚欲脱之脉象误以为是阳明腑实证脉象的误诊情况。

窦材先生又在本篇幅中批评仲景先生，他说张仲景在《伤寒论》中提到耳聋是少阳病，窦材先生认为从"肾开窍于耳"的角度来说，耳聋的治法应该是补肾阳，其证也不是少阳证。但是，窦材先生在前文说过"张仲景不明经络"，在这篇仲景先生根据经络学说把耳朵的问题归于少阳胆经，窦材先生又说是错的，前后文逻辑不符。（所以，我觉得窦材先生有点在故意找茬。）

在临床上遇到重症时，固护肾阳固然是重要的，但还是要辨证准确，随证治之。耳聋的问题，从经络走向角度看，少阳经上绕于耳，可使用柴胡剂，如小柴胡汤、大柴胡汤；从肾开窍于耳的角度看，补肾阳也是治疗方法之一。因为耳聋的情况分为两种，就跟前文把便秘分为热秘与寒秘两种一样，不同类型治疗方法不同。张仲景在《伤寒论》中强调了对于某些耳聋问题的治疗方法，那是对的，但是遇到其他情况，也有另外的治疗方法。

另外，耳鸣也分为两种情况，一种是由肾造成的，肾之耳鸣是低音的；另一种是由肝造成的，肝之耳鸣是高音的。所以，治疗方式可能跟张仲景的做法一样，从少阳入手，也可能跟窦材先生的做法一样，从补肾阳来着手。医生在临床上辨证功力要深，要分得清这两种不同的路径。

# 12

## 五等虚实
### ——同时重视先天之阳和后天之阳的思想

**《扁鹊心书》上卷《五等虚实》篇：**

凡看病要审元气虚实，实者不药自愈，虚者即当服药，灸关元穴以固性命。若以温平药，亦难取效，淹延时日，渐成大病。（清人注释：温平之药，近世所尚，旁人称其稳当，医士习于两歧，及至变成大病，惶急错投，误而又误。总由识见不真，遂尔因循贻害。）虚病多般，大略分为五种，有平气、微虚、甚虚、将脱、已脱之别。平气者，邪气与元气相等，正可敌邪，只以温平药调理，缓缓而愈，如补中益气（大栋注：这里可能是后人加上去的内容，或者说补中益气汤之传承是在李东垣之前，李东垣出生在窦材先生逝世三十多年后，去时不远）、小柴胡、八物汤是也。微虚者，邪气旺，正气不能敌之，须服辛温散邪之药，当补助元气，使邪气易伏，宜荜澄茄散、全真丹、来复丹、理中丸、姜附汤之类是也。甚虚者，元气大衰则成大病，须用辛热之药，浓味之剂，大助元阳，不暇攻病也。《经》云：形不足者，温之以气，精不足者，补之以味，即官桂、附子、鹿茸、河车之类是也。将脱者，元气将脱也，尚有丝毫元气未尽，唯六脉尚有些小胃气，命若悬丝，生死立待，此际非寻常药饵所能救，须灸气海、丹田、关元各三百壮，固其脾肾。夫脾为五脏之母，肾为一身之根。故伤寒必诊太溪、冲阳，二脉者，即脾肾根本之脉也。此脉若存则人不死，故尚可灸，内服保元丹、独骸大丹、保命延寿丹，或可保其性命。（大栋注：从书中灸法所列 50 余种病证的辨证来看，其中 30 余种病证为脾肾阳虚证，书中灸法乃是同时补先天之阳和后天之阳）（清人注释：单顾脾肾，乃先生学力大有根柢之论，盖肾为先天之原，脾为后天之本，资生资始，莫不由兹，故病虽甚而二脉中有一脉未散，扶之尚可延生。）若已脱则真气已离，脉无胃气，虽灸千壮，亦无用矣。（清人注释：此五种证当于平时细心探讨，自然随机应变不致差讹。近世之医多尚寒凉，专行克伐，致使平气变虚，虚证变脱，及至三焦失运，神气改常，出入道乖，升降机息，而犹执邪气未尽，火热未除之说，朝凉暮削，不死不休，良可悲痛！）

本部分讲的是上卷的《五等虚实》篇，这是我们讲医学理论的最后部分，大家可以从本部分中更深入地了解窦材先生的扶阳医学观。从下文开始，我们将进入实做、实战的部分，也就是灸法的具体操作。《五等虚实》篇是进入灸法前很重要的一篇，我们只有把握住这一篇的两大重点，在看书中关于灸法的描述时才有一个中心思想，才能掌握整个脉络，才能抓住灸法的一些细节部分。

第一个重点：元气的虚实。

无论我们看什么病，当患者走进诊所的时候，我们首先就要判断其元气的虚实。我们要先了解患者的元气够不够、强不强，能量充足与否。

如果元气很强或者尚可，或是只有一点偏虚时，随证用药就行了。

如果元气很虚，甚至脱阳（阳气外散）时，就不可以用平和的药来治，要赶紧扶阳或者做灸法。

医师要根据患者元气强弱的不同而选择不同的治疗方法，如果不能把握这一点，那用灸法也只能看一些诸如流鼻涕、痔疮等小病痛了。要看重症、难症，必须把握好固护元气的治疗原则。

窦材先生在书中把元气的强弱分成五个等级：第一层：平气。第二层：微虚。第三层：甚虚。第四层：将脱。第五层：已脱。

第一层：平气。

平气表示此人的能量还算充足，阳气还可以。

第二层：微虚。

微虚就是身体有一点虚弱了。随着年龄的增长，人的阳气多多少少会有所下降。一般人年过 40 岁，身体就开始老化，元气开始变差，但这是自然的生理现象，可以接受。但是有些年轻人是因为保养不当导致的元气虚，那这种情况就属于第二层的微虚。

第三层：甚虚。

甚虚是指元气很虚了，身体开始进入到比较差的阶段。

第四层：将脱。

将脱就是指人的阳气即将要耗尽，一般是属于疾病的重症阶段。像前文的案例，患者脉大，实则底下空无一物，但是他的脉跳动得很急，原因是他全身供血不足，所以心脏快速跳动，看能不能补救回来，其实这些都是将脱之象，患者会同时伴有手脚冰冷的症状。

第五层：已脱。

通俗地说就是没救了，阳气已经散失，这样的人已经活不长了。窦材先生说已脱之人，就算做千壮艾灸，也来不及了。

平气、微虚、甚虚、将脱、已脱，这五个阶段是从阳气尚可一路退化到完全没有阳气，这也是人一生的写照。

有人问在平气之前是否还有一个阳气超级足的阶段呢？阳气超级足指的是阳实体质，但是这种体质比较少见。

要想把握元气的虚实，就要了解它属于五个等级中的哪一个层级。当元气在第一层的时候，用什么药都可以；在微虚的时候，就要开始加一些热药；在甚虚的时候，要用各种手段艾灸；在将脱的时候，要赶紧大灸，先固住阳气再说，其他的症状等阳气回来自然有办法；在已脱的时候，什么也不用做了，因为已经回天乏力了。

第二个重点：脾阳和肾阳。

扶阳的重点在补脾阳和肾阳这两部分。《扁鹊心书》中记载了五十多种病症的对治，其中有三十多种都与脾肾阳虚有直接关系，也就是里面的病症大多是由脾肾阳虚引起的。脾阳、肾阳分别代表先天之本和后天之本。肾阳是先天之本，是人一生下来就有的能量，从现代医学角度看，它就是人体的内分泌。身体功能强，则内分泌的量和质都不错，整个人就是正常运作的。后天之本有两个来源，一是从饮食中摄取而来，二是人们从空气中呼吸而来，这两者分别对应食物中的葡萄糖和空气中的氧气，这是后天之本的两大基础。中医认为，从食物中获取的气叫谷气，从空气中获取的气叫清气，谷气和清气合起来叫宗气，宗气是人体最基础的气，是由最基础的两个能量来源合起来的。宗气得到先天之气（肾气，又叫元气）的推动，就会产生真气，真气在外为卫气，在内为营气，营卫二气就是这么来的。卫气是我们身体的防御系统，是我们的免疫力，它可以抵抗各种不同的外来病毒与细菌。营气则是全身循环的力量，可以把很多废弃物带走，也可以把营养带到全身各处。

所以，把握好先天之本和后天之本，身上的元气就充足，身体就健康。当遇到一些小问题时，身体也会自己去修复。反之，如果身体没有能量，就没有能力去做修复，很多问题就不容易好，小问题也能拖成长期病。固护好脾阳和肾阳，身上的毛病就会少，身体就会变得健康。下文我们会讲各种灸法，因为灸法的保健重心就是固护脾阳和肾阳。

有人想知道脾阳和肾阳哪个更重要，其实这两个都非常重要。如果没有了肾阳，人一时半会儿还死不了，只是会活得很丑、很不舒服、很不堪。现代医学的治疗有时候就让患者丢失了先天之气，只是在维持生命体征，那样的生活是不堪的。而如果脾阳没有了，人是无法慢慢苟活的，很快就会死掉了。因为人如果完全没办法呼吸，或者没办法吸收食物的营养时，很快就会死亡。所以，先天之本和后天之本都很重要，缺一不可。

《五等虚实》篇说到，我们要特别注意太溪和冲阳的脉。其实我们身体上、中、下焦各有不同的脉的点，古有三部九候之说。而现代人都只在寸口处把脉，其实这并不完整。文中强调太溪和冲阳这两个脉。太溪是肾经上的穴位，冲阳是胃经上的穴，用手去摸都可以感受到脉搏。一个代表肾阳，一个代表胃阳，我们要特别留意这两个脉象。

以上是进入实践环节之前需要掌握的重点，再来回顾一下，第一是掌握元气的虚实，第二是要同时固护脾阳和肾阳，掌握这两点后，我们再来看窦材先生的灸法，就会理解得更深刻了。

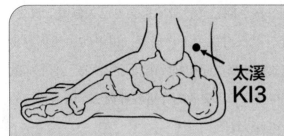

太溪
KI3

[穴位] 太溪。

[位置] 足内侧部，内踝后方，内踝尖与跟腱之间凹陷处。《灵枢·本输》："内踝之后，跟骨之上，陷者中也。"《医学入门》："内踝后五分"；《循经考穴编》："踝骨尖平"。

[方法] 直刺0.5～1寸。艾炷灸3～5壮，艾条温灸10～15分钟。

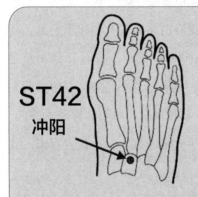

ST42
冲阳

[穴位] 冲阳。

[位置] 足背最高处，踇长伸肌腱与趾长伸肌腱之间，足背动脉搏动处。《灵枢·本输》："足跗上五寸陷者中"；《针灸甲乙经》："去陷谷三寸"；《千金要方》："一云二寸"；《医宗金

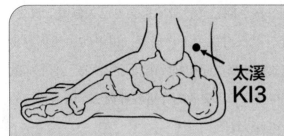

扶阳之祖
——大宋窦材与『扁鹊心书』

鉴》："从解溪下行足跗上高骨间动脉"。

　　[方法]浅刺0.3～0.5寸。禁瘢痕灸，艾条悬空灸5～10分钟。

# 13

# 伤寒四经见证
## ——窦师扶阳学说在六经辨证中的观点

《扁鹊心书》中卷《伤寒四经见证》篇：

伤寒只有四经，无少阳、厥阴二经。夫寒之中人，如太阳主皮毛，故寒邪先客此经；阳明主胃，凡形寒饮冷则伤之；太阴主脾，凡饮食失节，过食寒物则伤之；少阴主肾，寒水喜归本经也。故伤寒止有四经，若少阳、厥阴主肝胆，如忧思喜怒方得伤之，寒病最少。如耳聋囊缩者，少阴也，寒热口苦，乃阳病也，此四证俱不宜用寒凉药也。（清人注释：言无少阳厥阴二经，非通论也，时医见寒热口苦，耳聋胁痛，干呕吐逆，不辨阴阳，不审虚实，动云少阳，首尾小柴胡和解以为稳妥，不知虚阳提越，内阴愈甚，变为躁扰不安，胸膈痞闷，口渴谵妄，脉体弦急；更云内热已深，轻则泻心、白虎，重则陷胸、承气，不至冰脱不已。至若厥阴，标阴本风，中见火化，证来错杂，人多不识，误死者多矣。)

后世对窦师学说的这一篇误解最深！窦师并非否定六经之说，他的意思是六经中仅四经与扶阳去寒有关！

有中医同道惊讶于《扁鹊心书》只说了四经，认为窦师否定六经之说。我对此感到很困惑，因为窦材先生并没有否认少阳跟厥阴这两经的存在，但是连清朝注释本书的医者都说"言无少阳厥阴二经，非通论也"。这真是误解了窦材先生，他在书中说的是"伤寒只有四经"，也就是说会"伤于寒"的病只有太阳、阳明、太阴、少阴四条经络，而他在书上是说少阳和厥阴二经是"寒病最少"，所以扶阳的热药或者灸法一般很少用于少阳病和厥阴病。

仲景先师是把六经分为几大方向：太阳病是表寒（兼里热）证；阳明病是里热实证；少阳病是半表半里之热证；太阴病是中州里虚寒证；少阴病是全身性里虚寒证；厥阴病是寒热错杂之里证。而窦师所说的"伤寒"是"伤于寒"的意思，所以少阳病是热证，不能用治疗伤寒的法子来治疗少阳病，而厥阴病则是寒热错杂证，也不能视为寒证，如果厥阴病在临床上全用热药，恐怕病情会更加复杂。而太阳、太阴、少阴这三经之病是可以当作伤寒来治疗的，其中太阳虽有里热，但毕竟多由寒起（太阳寒水），所以还是可以依"伤于寒"的想法来治。

窦师书中最有争议的是关于阳明病的论述，其书上说："阳明燥金内属于胃，六脉浮紧而长，外证目痛发热，手足温，呻吟不绝，服当归柴胡汤、平胃散。仲景反言热深厥亦深，此误也。若果发昏厥，两目枯陷不能升者，急灸中脘五十壮，渐渐省人事，手足温者生，否则死。"这是很多医者尚未能全然接受处，且他们在临床上亦不曾见此情形。在《伤寒论》中说："太阳阳明者，脾约是也；正阳阳明者，胃家实是也；少阳阳明者，发汗、利小便已，胃中燥、烦、实、大便难是也。"这表示了阳明病的重点是"胃家实"。而《伤寒论》中还有以下区分："阳明病，若能食，名中风；不能食，名中寒。"这句"阳明中寒"还有详细的描述："若中寒者，不能食，小便不利，手足濈然出汗，此欲作痼瘕，必大便初硬后溏。所以然者，以胃中冷，水谷不别故也。"因此，这是"胃中冷"而造成"实"。这时就有可能用到以下条文："脉浮而迟，表热里寒，下利清谷者，四逆汤主之。"所以，在阳明病的发展中，表热里寒证是需要用到四逆汤的。窦师并没有说阳明病必为寒证，但是明确指出有可能是里寒证，这是他把阳明列为寒邪可伤害的四经之一的原因。以上是窦师就《伤寒论》的条文提出的观点，仔细琢磨，并不能言其有误，只能说阳明病的发展多不是如此罢了。

总之，清代的医者对《扁鹊心书》中的"伤寒只有四经"这句话多有误解，而忽视了窦师在临床上对伤寒诸经的实践和解读。

# 14

## 伤风伤寒——窦师在麻黄剂、桂枝剂治伤寒的定法外，提出用姜附剂的不同看法

《扁鹊心书》中卷《伤风伤寒》篇：

> 脉浮为风，脉紧为寒，仲景分为两途，故有麻黄、桂枝之说，此误也。然伤寒乃太阳本气受伤，不可大汗，但服姜附汤自愈，不必穿凿他求，以为精也。（清人注释：浮风紧寒，古人通论，解肌发表，定法难磨，仲景不可訾也。至若紧而劲急，或微，或沉，神志稍失其常，形气不能振作，则先生之法，断不可缓。伤风轻浅之证，初起咽疼喉痛，鼻中火出，此风邪外伤毛腠，抑遏阳气，故现此耳。医者不明，误用寒凉，驯致重大。）

《扁鹊心书》中的这一篇曾经引起笔者和不少中医师激烈的争论，毕竟太阳中风和太阳伤寒的区别，几乎可以说是中医界的

定论。而在临床上使用麻黄汤及桂枝汤来治疗外感，效果也是确切有效的。赞同仲景先师的医生，都认为应该在固护脾胃的基础上，用汗法来治愈外感。窦师所说的姜附汤，就是四逆汤除去炙甘草，一般来说仅用姜附治疗表证的情况比较少，但临床上笔者也曾用四逆汤治疗过自己的外感病，效果明显且很快恢复体力。

四逆汤（或亦可称姜附汤）的发汗力并不强，虽说其中有干姜，但比之麻黄桂枝的组合是差多了。所以，姜附汤并没有依循《伤寒论》提出的"汗法"来治疗，而是通过扶阳的方式让阳气能够迅速恢复，让身体能有足够的能量来排除外邪，这种治疗方法在理论上是说得通的，但我个人在临床上收集到的案例尚少，所以还不敢否定仲景先师的立法。这一篇体现了窦师以扶阳为基础来治症的思维，也就是不以汗、吐、下法来主导身体以抵抗外邪，而以补充能量的方法，让身体自己去决定如何抵御外邪。这是两种完全不同的思维方式，在外感初期，利用汗法做迅速处理，也没什么问题，但对于重症来说，扶阳的治疗思维才是治病的关键。

扶阳思想的重点在于不依靠外力来治疗身体，而是通过补充阳气，让身体本身的机制去治病。在《扁鹊心书》中记载了很多病案，都是患者自身阳气得到补充后，身体启动自我修复功能，达到自愈的目的。例如"用烈火灸关元穴，初灸病患觉痛，至七十壮遂昏睡不疼，灸至三鼓，病患开眼，思饮食，令服姜附汤。至三日后，方得元气来复，大汗而解"。这其中的重点就是"元气来复"，身体才自然出汗而解外邪。这种治疗法是扶阳思想的一大特点。

仲景先师去世之后，千年之内的医者多以《伤寒论》为最高临床指导依据。窦师根据临床经验，敢于突破，勇于思考，虽然理论上和一般主流思想不同，但这种省思也难能可贵，而且拓展和提升了中医治疗重大疾病的视野和境界，这正是《扁鹊心书》的价值所在。

# 15

# 窦材先生的灸法特点及所用穴位略论

在窦材先生的保命三法中，灸法位列第一，甚至《扁鹊心书》可以说是中医灸法圣经，所以我们要认真习读其灸法。书中灸法略显繁杂，我们在学习时要学会化繁为简，找出其中的重点用穴，了解其用穴要领。

我们用中医大脑全面分析了窦材先生的《扁鹊心书》，总结出书中一共出现了 32 个穴位（有穴名的穴位）。这 32 个穴位里又有 8 个是用不上的，比方说肩井、曲池，窦材先生是想表达不需要用这两个穴位，但由于它们在书中被提及，就显示在了中医大脑上。所以，书中可以运用的穴位共有 24 个。有人认为在十四正经 360 个穴位中只挑出 24 个穴位，有点太少了。这里需要解释一下，窦材先生是为了固护肾阳和脾阳选的穴位，所以是利用穴位在整条经络中所发挥的作用，而不是利用穴位本身的功能。

窦材先生的灸法并不难学，我们把书中的穴位整理出来与大家分享，带领大家共同学习，相信大家都能掌握得清楚、透彻。

首先，我们来看看窦材先生补肾阳和脾阳常用的大穴。

针对后天之阳，也就是脾阳，他用到三个重要的穴位，分别是命关穴、中脘穴、足三里穴。

这三个穴位中，命关穴又是重中之重。前文我们说过命关穴与命门穴不同，命关穴是脾经上的食窦穴。命关穴的使用是窦材先生的一个特点。其次，是中脘穴，这也是一个大穴，可以解决很多问题。最后，是足三里穴，大家都听过这个穴位，它是个很强的气穴，可以说是穴中之王了。这三个穴位的优先级是命关、中脘，然后才是足三里。

针对先天之阳，也就是肾阳，他也用到三个重要的穴位，分别是关元穴、气海穴、涌泉穴。

关元穴在窦材先生的书中地位很高，是作为养生抗老延寿，保持青春的重点穴位。其次，气海也是固护肾阳的重点穴。涌泉穴也是窦材先生喜欢使用的，它是肾经的起始点，所以也仿佛是肾经的能量来源点。在这三个穴位中，最重要的是关元、气海，然后才是涌泉。

以上是窦材先生经常使用的 24 个穴位中关于顾护肾阳脾阳的 6 个大穴，下文我们会逐一介绍剩下的 18 个穴位。此外，我们也会稍微讲一下每个穴位的定位，虽然灸法的定位没有针法那么要求严格，但也不能跑得太偏。

在具体介绍之前，我们要跟大家强调几点：

首先，我们可以在书中看到 300 壮、500 壮这样的字眼，这个"壮"是艾灸的单位，当我们把艾绒搓成一个小小的艾炷，这就叫一壮。这样一壮艾炷，烧起来是很快的，所以一个小时里面可以灸十几壮。一般艾灸的过程需要两个人配合，需要有个人帮你换艾炷，这也是古人艾灸不容易的原因。现代人可以用艾条，可以自己操作，比古代方便多了。当然，现代艾条跟古代艾炷的计量单位是不同的，一条不等于一壮。我们做艾灸 300 壮，不是从早灸到晚，而是要密集地、连续地灸，比如连续艾灸好几天，每次灸一个小时休息一下，喝点水，分多次完成。

有人认为夏天太炎热了，不适合艾灸。但是，阳气虚衰病危的人，是没有分季节的。当然，在夏天阳气会充沛一些，但依然有阳气虚衰的人，所以，该灸的时候就灸。夏天比较热，艾灸以温暖舒适为宜。大家不要故意放好几根灸条（现在有些艾灸盒是可以放好几根艾灸条的），这样太热了。此外，现代人也不用那种会烧得皮开肉绽的方法了，艾条与皮肤之间维持合适的距离，以能够传递热量且温暖舒适为宜，这样才能长时间灸。我们诊所会开着冷气做艾灸，这样能缓解夏天的闷热，让身体局部是热的，环境又是舒适的。对于现代人只好这样做了，否则在一个很热的房间里面做艾灸，多数人很快就受不了了。做艾灸也要细水长流，慢慢地、温暖地、舒适地把火的力量带进经络，让身体的阳气能够恢复。

窦材先生强调，在大灸后（尤其是关元灸），要再灸一下足三里，引热下行。当然，临床上也可以针刺足三里（逆经刺），用泻法。足三里是胃经的穴位，胃经是由上往下走的，所以逆经刺就是从足三里的下面往上刺，这样可以引热下行，避免上火。有些人艾灸后容易上火，因为这些做艾灸的人是阴阳两虚的体质，阴虚则灸完感觉口渴。问止中医诊所会给每一个患者一杯沙参麦冬汤，灸完后喝一杯沙参麦冬汤，会觉得舒服很多。但是不要喝太多，如果没有上火，就不要喝了。

如果患者特别容易上火，甚至一灸就上火，那可以用封髓丹对治这种情况。封髓丹由甘草、黄柏、砂仁组成，有引热下行的作用，因为黄柏是走下焦的，当它把阳气往下焦带时，人就不容易有上火现象，做艾灸也会感觉舒服。

接下来再跟大家逐一讲解《扁鹊心书》的重点穴位：

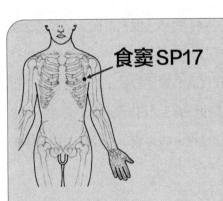

食窦SP17

[穴位] 食窦。

[位置] 在第五肋间隙，前锯肌中，深层有肋间内、外肌；布有胸外侧动、静脉，胸腹壁动、静脉；布有第五肋间神经外侧皮支。

[方法] 斜刺或向外平刺 0.5 ～ 0.8 寸。

[附注] 本经食窦至大包诸穴，深部为肺脏，不可深刺。

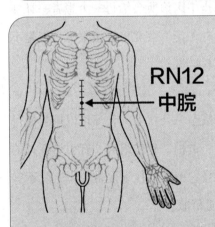

RN12
中脘

[穴位] 中脘。

[位置] 在上腹部，前正中线上，当脐中上 4 寸。

[方法] 直刺 0.5 ～ 1 寸；可灸。

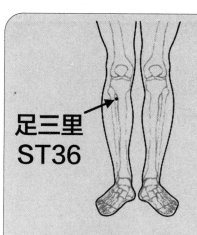

**足三里**
**ST36**

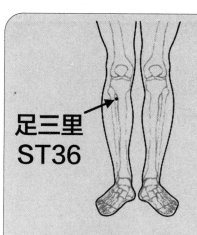

[穴位] 足三里。

[位置] 小腿前外侧，外膝眼（犊鼻）下 3 寸，胫骨前缘外一横指（中指）处，当胫骨前肌中。《灵枢·本输》："膝下三寸，胻骨外。"《针灸资生经》："每以大拇指、次指圈其膝盖，以中指住处为穴，或以小指住处为穴，皆不得真穴所在也……盖在膝髌下，侠大筋中也。则是犊鼻之下三寸，方是三里。不可便从膝头下去三寸为三里穴也。若如今人之取穴，恐失之太高矣。"

[方法] 直刺 1 ~ 2 寸。艾炷灸 5 ~ 7 壮，艾条灸 10 ~ 20 分钟。

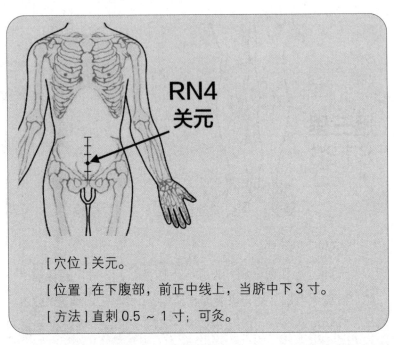

[穴位] 关元。

[位置] 在下腹部，前正中线上，当脐中下3寸。

[方法] 直刺0.5～1寸；可灸。

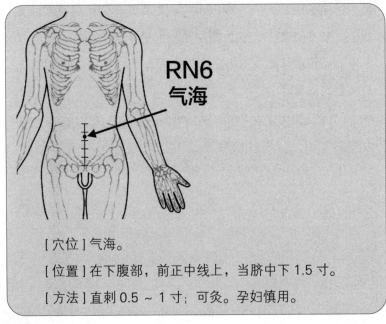

[穴位] 气海。

[位置] 在下腹部，前正中线上，当脐中下1.5寸。

[方法] 直刺0.5～1寸；可灸。孕妇慎用。

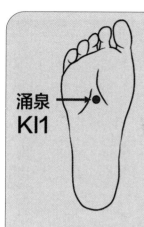

涌泉
KI1

[穴位] 涌泉。

[位置] 足底部，卷足时足前部凹陷处。约当足底第 2 ~ 3 趾趾缝纹头端与足跟后端连线的前 1/3 折点。《灵枢·本输》："足心也";《针灸甲乙经》："在足心陷者中，屈足卷指宛宛中";《针灸玉龙经》："在脚底心，转足三缝中；又以二指至足跟尽处折中是穴";《针方六集》："卷足第三缝中，与大指本节平等。"

[方法] 直刺 0.3 ~ 0.5 寸，如欲升压以强刺激、久留针、持续或间歇运针为宜。禁直接灸，艾条温灸 10 ~ 15 分钟。常用药物敷贴法。

# 16

# 窦师用穴详解

## 窦师的特别用穴：命关穴（食窦穴）

前文说过，窦材先生的灸法重点在于补先天之本（肾阳）及后天之本（脾阳），重点穴位分别是：

先天之本（肾阳）——关元、气海、涌泉。

后天之本（脾阳）——命关、中脘、足三里。

本部分我们将仔细跟大家讲解这些穴位，其中有些穴位是大穴，介绍它的篇幅就会比较长，因为它牵涉的病症比较多，还有一些穴位则可能是用法特殊，我们也会仔细讲解。

在用穴原则上，窦材先生的主要方向是改善患者的体质，尤其是阳虚体质，另外配合其他穴位辅助治疗相关病症。

这部分我们要介绍的第一个穴位是命关穴。命关穴是脾经上的食窦穴,食窦穴的"窦",跟窦材先生的"窦"是同一个字,这也非常有意思。命关穴是补强后天之本最重要的穴位,关元穴是补强先天之本最重要的穴位,两者都有个"关"字,"关"就是门的关卡,一个患者过不过得了关,能不能活下去,就看关元和命关能否守住这个卡。

为什么《扁鹊心书》如此强调命关穴的重要性?我们用中医大脑对分数进行分析,发现关于此穴运用的病症大多是脾阳虚,比如气虚、手脚冷、水肿、腹胀、肌肉无力等问题,只要跟脾阳有关的,就会用到命关穴。窦材先生对此穴有很多解释,也提供了很多案例,我们帮大家整理如下。

首先,我们来看命关穴的定位,平常用到此穴的人不多,所以大家对定位可能有点陌生。但其实它的取穴方法相当容易。定位时,先找到膻中穴,膻中穴在两乳之间,平第四肋间隙;膻中穴往外开4寸是乳中穴,也就是乳头的位置;乳中穴再往旁边开2寸是天溪穴;天溪穴再往下一个肋间隙,就是食窦穴。简单来说,就是从正中线往外开6寸,平第五肋间隙的位置。

其中,用到命关穴的患者有以下症状:
1. 体重比较轻、瘦弱、不长肉。
2. 声音无力、少气懒言,讲话一点力气都没有。

3. 手脚冰冷、往来寒热，经常感觉身体冷：这种人还有一个特点，他们对温度的变化相当敏感，冬天的时候很怕冷，夏天的时候又比别人怕热。中医说的寒性体质，就是身体对外界的反应很大，外面热，身体也跟着热；外面冷，身体也跟着冷。所以夏天容易中暑的人，也可以用到命关穴。

4. 小便是深色的，甚至呈现血红色。

5. 拉肚子，伴有便血。

6. 自汗，平时没做什么也容易流汗：运动后出汗是正常的，但如果是什么也没做就流汗，中医称此为自汗。

7. 水肿：脾主湿，主运化，脾阳虚则不能运化水液，如果能流到体外，就是上文中说的自汗，如果不能流出来，就潴留在身体内的组织间，造成水肿。

8. 心包络痛：心包络痛也是水的问题导致的。心包是心脏外面的一层包膜，这个结构在现代解剖学中也是存在的，心包膜与心脏之间存在着体液（淋巴液），如果在这之间的体液过多，人就会经常觉得胸口有一种压迫感，这种压迫感就是水液代谢不好所致的。脾主运化，所以心包络痛也要用到命关穴。

9. 黄疸：水液代谢不佳也会造成胆汁的分泌出问题，而且脾胃系统与肝胆系统是有关联的，所以黄疸的时候也会用到命关穴。

10. 胃胀气、心下痞、打嗝等消化系统方面的问题：消化系统的问题就是脾胃的问题，跟脾阳有关，包括打嗝、容易呕吐、容易腹胀、感觉胃部痞满，都可以用到命关穴。

11. 气喘、哮喘，躺下来时更严重。

12. 胁肋痛、胸胁苦满：这是与肝胆有关的问题，也可以用到命关穴。

13. 全身无力、四肢无力、肌肉无力：在《黄帝内经》中说到"脾主肌肉"，所以命关穴还能对治全身无力、四肢无力、肌肉无力的问题。

大家可以发现，只要与脾阳虚有关的病症，都能用到命关穴，所以命关是补后天之本（脾阳）的重要穴位。

前文说了补脾阳的穴位有命关、中脘、足三里，中脘和足三里固然可以补后天之本，但是窦材先生认为命关穴是其中最特殊的穴位。这一观点目前只在《扁鹊心书》中有所提及，在其他书籍均无记载。

我们通过中医大脑分析，整理出《扁鹊心书》中与命关穴有关的以上13种病症。我们就这样去分析各个穴位，把它们在临床上的运用提炼出来，整理成表，供大家学习、参考。

以下我们将列出原文中使用命关穴的片段，之后也会把《扁鹊心书》中的对治症状做分类处理。

**《扁鹊心书》提到命关穴的原文片段：**

● 久患脾疟，灸命关五百壮。

● 黄黑疸，灸命关二百壮。

● 妇人产后腹胀水肿，灸命关百壮、脐下三百壮。

● 命关二穴在胁下宛中，举臂取之，对中脘向乳三角取之。此穴属脾，又名食窦穴，能接脾脏真气，治三十六种脾病。凡诸病困重，尚有一毫真气，灸此穴二三百壮，能保固不死。一切大病属脾者并皆治之。盖脾为五脏之母，后天之本，属土，生长万物者也。若脾气在，虽病甚不至死，此法试之极验。

● 一伤寒太阴证，身凉足冷过节，六脉弦紧，发黄紫斑，多吐涎沫，发燥热，噫气，急灸关元、命关各三百壮。伤寒惟此二证害人甚速，仲景只以舌干口燥为少阴，腹满自利为太阴，余皆归入阳证条中，故致害人。然此二证若不早灸关元以救肾气，灸命关以固脾气，则难保性命。盖脾肾为人一身之根蒂，不可不早图也。

● 一水肿臌胀、小便不通，气喘不卧，此乃脾气大损也，急灸命关二百壮，以救脾气，再灸关元三百壮，以扶肾水，自运消矣。

● 一脾泄注下，乃脾肾气损，二三日能损人性命，亦灸命关、关元各二百壮。

● 一休息痢下五色脓者，乃脾气损也，半月间则损人性命，亦灸命关、关元各三百壮。

● 一疟疾乃冷物积滞而成，不过十日、半月自愈。若延绵不绝乃成脾疟，气虚也，久则元气脱尽而死，灸中脘及左命关各百壮。

● 一黄疸眼目及遍身皆黄，小便赤色，乃冷物伤脾所致，灸左命关一百壮，忌服凉药。若兼黑疸乃房劳伤肾，再灸命关三百壮。

● 一番（翻）胃，食已即吐，乃饮食失节，脾气损也，灸命关三百壮。

● 一胁痛不止，乃饮食伤脾，灸左命关一百壮。

● 一两胁连心痛，乃恚怒伤肝脾肾三经，灸左命关二百壮，关元三百壮。

● 一暑月发燥热，乃冷物伤脾胃肾气所致，灸命关二百壮。或心膈胀闷作疼，灸左命关五十壮。若作中暑服凉药即死矣。

● 一脾病致黑色痿黄，饮食少进，灸左命关五十壮。或兼鬶色，乃损肾也，再灸关元二百壮。

● 一老人大便不禁，乃脾肾气衰，灸左命关、关元各二百壮。

● 一人伤寒至八日，脉大而紧，发黄，生紫斑，噫气，足指冷至脚面，此太阴证也，最重难治。为灸命关五十壮、关元二百壮，服金液丹、钟乳粉，四日汗出而愈。一人患伤寒至六日，脉沉紧，身发黄，白汗，亦太阴证也。先服金液丹，点命关穴。病患不肯灸，伤寒唯太阴、少阴二证死人最速，若不早灸，虽服药无效。不信，至九日泻血而死。

● 一人病伤寒至六日，微发黄，一医与茵陈汤。次日，更深黄色，遍身如栀子，此太阴证误服凉药而致肝木侮脾。余为灸命关五十壮，服金液丹而愈。

● 一人每日四五遍出汗，灸关元穴亦不止，乃房事后，饮冷伤脾气，复灸左命关百壮而愈。

● 此证由脾胃素弱，为饮食冷物所伤，或因病服攻克凉药，损伤脾气，致不能通行水道，故流入四肢百骸，令人遍身浮肿，小便反涩，大便反泄，此病最重，世医皆用利水消肿之药，乃速其毙也。治法：先灸命关二百壮，服延寿丹、金液丹，或草神丹，甚者姜附汤，五七日病减，小便长，大便实或润，能饮食为效。唯吃白粥，一月后，吃饼面无妨，须常服金液丹，来复丹，永瘥。

● 此病之源，与水肿同，皆因脾气虚衰而致，或因他病攻损胃气致难运化，而肿大如鼓也。病本易治，皆由方书多用利药，病患又喜于速效，以致轻者变重，重者变危，甚致害人。黄帝正法：先灸命关百壮，固住脾气，灸至五十壮，便觉小便长，气下降。再灸关元三百壮，以保肾气，五日内便安。服金液丹、草神丹，减后，只许吃白粥，或羊肉汁泡蒸饼食之。瘥后常服全真丹、来复丹。凡膜胀脉弦紧易治，沉细难瘥。

● 凡人腹下有水声，当即服丹药，不然变脾泄，害人最速。暴注之病，由暑月食生冷太过，损其脾气，故暴注下泄，不早治，三五日泻脱元气。方书多作寻常治之，河间又以为火，用凉药，每害人性命。治法，当服金液丹、草神丹、霹雳汤、姜附汤皆可，若危笃者，灸命关二百壮可保，若灸迟则肠开洞泄而死。

● 痢因暑月食冷，及湿热太过，损伤脾胃而致。若伤气则成白痢，服如圣饼、全真丹、金液丹亦可；若伤血则成赤痢，服阿胶丸、黄芩芍药汤。初起腹痛者，亦服如圣饼，下积血而愈，此其轻者也；若下五色鱼脑，延绵日久，饮食不进者，此休息痢也，最重，不早治，十日半月，害人性命。治法：先灸命关二百壮，服草神丹、霹雳汤三日便愈，过服寒凉下药必死。

● 凡饮食失节，冷物伤脾，胃虽纳受，而脾不能运，故作吐，宜二圣散、草神丹，或金液丹。若伤之最重，再兼六欲七情有损者，则饮蓄于中焦，令人朝食暮吐，名曰番（翻）胃，乃脾气太虚，不能健运也，治迟则伤人。若用攻克，重伤元气立死，须灸左命关二百壮，服草神丹而愈，若服他药则不救。

● 凡饮食冷物太过，脾胃被伤，则心下作痞，此为易治，宜全真丹一服全好，大抵伤胃则胸满，伤脾则腹胀。腹胀者易治，宜草神丹、金液、全真、来复等皆可服，甚者青姜附汤。此证庸医多用下药，致一时变生，腹大水肿，急灸命关二百壮，以保性命，迟则难救。

● 此证由忧思恼怒，饮食生冷，醉饱入房，损其脾气，又伤肝气，故两胁作痛。庸医再用寒凉药，重伤其

103

脾，致变大病，成中满、番（翻）胃而死。或因恼怒伤肝，又加青陈皮、枳壳实等重削其肝，致令四肢羸瘦，不进饮食而死。治之正法，若重者，六脉微弱，羸瘦，少饮食，此脾气将脱，急灸左命关二百壮，固住脾气则不死，后服金液、全真、来复等丹及荜澄茄散随证用之，自愈。

● 一人年十五，因大忧大恼，却转脾虚，庸医用五苓散及青皮、枳壳等药，遂致饮食不进，胸中作闷。余令灸命关二百壮，饮食渐进，灸关元五百壮，服姜附汤一二剂，金液丹二斤方愈，方书混作劳损，用温平小药误人不少，悲夫！

● 此由脾肾虚惫不能运化，故心腹胀满，又气不足，故行动则胸高而喘。切不可服利气及通快药，令人气愈虚，传为脾病，不可救矣。宜金液丹、全真丹，一月方愈。重者，灸命关、关元二百壮。

● 凡疟病由于暑月多吃冰水冷物，伤其脾胃，久而生痰，古今议论皆差，或指暑邪，或分六经，或云邪祟，皆谬说也。但只有脾胃之分，胃疟易治，脾疟难调。或初起一日一发，或间日一发，乃阳明证也。清脾饮、截疟丹皆可。若二三日一发，或午后发，绵延不止者，乃脾疟也。此证若作寻常治之，误人不少。正法当服全真、草神、四神等丹，若因重日久，肌肤渐瘦，饮食减少，此为最重，可灸左命关百壮，自愈。穷人艰于服药，只灸命关亦可愈。凡久疟止灸命关，下火便愈，实秘法也。

● 皆由郁火停痰而作，饮食生冷填于阳明、太阴分野，亦能作病，宜全真丹。若胃口寒甚，全真丹或姜附汤不愈，灸中脘七十壮。若脾心痛发而欲死，六脉尚有者，急灸左命关五十壮而苏，内服来复丹、荜澄茄散。若时痛时止，吐清水者，乃蛔攻心包络也，服安虫散。若卒心痛，六脉沉微，汗出不止，爪甲青，足冷过膝，乃真心痛也，不治。

● 由于脾肾二经，纵酒贪色则伤肾，寒饮则伤脾，故两目遍身皆黄黑色，小便赤少，时时肠鸣，四肢困倦，饮食减少，六脉弦紧，乃成肾痨。急灸命关三百壮，服草神丹、延寿丹而愈，若服凉药必死。

● 肺喜暖而恶寒，若寒气入肺或生冷所伤，又为庸医下凉药冰脱肺气，成膈噎病。觉喉中如物塞，汤水不能下，急灸命关二百壮，自然肺气下降而愈。

● 人因饮食失节，或吐泻、服凉药致脾气受伤，令人面黄肌瘦，四肢困倦，不思饮食，久则肌肉瘦尽，骨立而死。急灸命关二百壮，服草神、金液，甚者必灸关元。

● 凡人年少，过食生冷硬物面食，致冷气积而不流，至晚年脾气一虚，则胁下如水声，有水气则大便随下而不禁，可服四神丹、姜附汤，甚者灸命关穴。此病须早治，迟则多有损人者。又脾肾两虚，则小便亦不禁，服草神丹五日即可见效。

● 此由胃气虚积而不通，故胁下胀闷，切不可认为肝气，服削肝寒凉之药，以速其毙。服草神、金液十日，重者灸左食窦穴，一灸便有下气而愈，再灸关元百壮更佳。

● 暑月饮食冷物，损伤脾肾。脾主土，故见黄色，又脾气虚脱，浊气停于中焦，不得升降，故眼目遍身皆黄，六脉沉紧。宜服草神丹，及金液、全真、来复之类，重者灸食窦穴百壮，大忌寒凉。

以下是我们对命关穴对治的症状分类，以便大家掌握其适应证：

### 【症状分类一览】

［整体体质］体重一向过轻。

［气］气虚声音无力 – 肺气虚 – 少气懒言。

［寒］身冷 – 畏寒四肢厥冷 – 手脚冰冷。

［热］中暑。

［小便］茶色尿。

［大便］下利 – 腹泻 – 水泻便血。

［汗］自汗。

［肿］水肿 – 全身水肿。

［心 – 心血管系统］心包络痛。

［肝－胆－少阳－厥阴］黄疸。

［胃及消化］心下痞胃胀气。

［腹］噎膈腹胀。

［吐］呕吐呃逆－嗳气－打嗝水入则吐。

［呼吸］但坐不得卧－躺下咳喘更严重。

［咳喘］气喘－哮喘。

［孕］妊娠水肿。

［胸腹］胸口闷、肋痛－右胁肋痛或左胁肋痛。

［全身］四肢无力、肌肉无力。

［肤质］皮肤暗沉－皮肤黑。

［面］面色黄、面色暗。

［眼］眼睛发黄。

［腹诊：胸腹及心下］心下振水声。

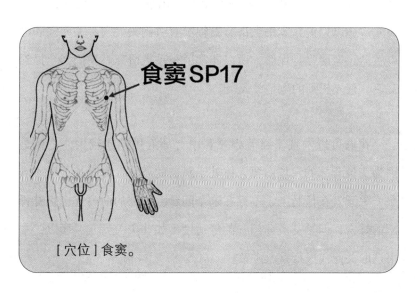

［穴位］食窦。

[位置] 在第五肋间隙，前锯肌中，深层有肋间内、外肌；布有胸外侧动、静脉，胸腹壁动、静脉；布有第五肋间神经外侧皮支。

[方法] 斜刺或向外平刺 0.5～0.8 寸。

[附注] 本经食窦至大包诸穴，深部为肺脏，不可深刺。

## 窦师的超级大穴：关元穴

本部分将为大家讲解重中之重的穴位——关元穴，它是补肾阳要穴。

窦材先生非常重视能够增强先天之本和后天之本的穴位，尤其重视关元穴的运用。《扁鹊心书》中出现次数最多的穴位就是关元穴，可以说整本书大部分篇幅都有讲到关元穴。关元穴既可以救命，又能强身保健，所以非常值得重点研究。我们如今提到艾灸，首先想到的也是关元灸。

我们可以发现《扁鹊心书》中背部的用穴比较少，主要是因为艾灸背部的穴位需要人体处于趴着的姿势，时间长了极不舒服。关元穴在任脉上，不存在这个问题。背部的命门穴也是补肾阳的好穴，但是艾灸命门穴的舒适度不如艾灸关元穴，所以，本书选取关元穴进行重点讲解。

关元穴是个大穴，可以对治很多病症。因为几乎所有的病症都与阳气不足、功能不足、能量不足有关，我们在施治时都能从关元穴入手。因此，窦材先生在遇到重症时，不管其他方式，先狂灸关元，有时候再加上命关，脾肾双补，双管齐下。

关元穴位于任脉之上，身体的正中线处，下腹部，脐下三寸的位置（这里的寸是指同身寸，三寸大概是患者自己除大拇指外其余四指的宽度）。

关元穴既可治病，又可养生，所以平时没事可以多灸。冬天灸关元，可以使身体增强能量，让容貌显得更年轻，当身体变强，能量充足时，修复力也更强了。天气炎热的夏天也能灸关元，有人认为夏天太热，干脆别灸了，但是夏天也有重症患者有需求。这时，我们可以打开冷气，让环境处于一个舒适状态，再来做艾灸。切忌冷气直吹身体！

接下来，我们来看适合关元灸的对应症状：

1. 阳虚、体力差、身体虚弱，或是长期疲累。

2. 身重：身体觉得特别重，这是脾肾阳虚的问题。因为水液的代谢不好，身体内的积水太重，所以人就感觉身体特别重。另外，由于身体能量不足，带动不了整个身体的运转，也会产生身重感。所以当人们随着年纪增长，觉得身体越来越沉重时，可能就需要灸关元了。

3. 身冷畏寒、下肢厥冷、手脚冰冷：手脚冰冷是现代人的通病，只要有这个问题，都非常适合关元灸。肾阳虚一般会导致体质偏寒，所以身体冷的人很适合艾灸。

4. 午后发热：午后发热是阴虚发热，属于水不足的情况，这时如果我们补肾阳，就能增强水液调节，午后发热的情况就会变少。所以关元灸也能对治午后发热，这是特殊的一点。

5. 口渴，不断地喝水，或是肚子非常容易饿，甚至刚吃完就饿，或是一直小便：现代的糖尿病在古代叫消渴病，分为上消、中消、下消。上消，出现非常口渴的症状，连喝水都不能止渴；中消，出现消谷善饥的症状，刚吃完东西就肚子饿；下消，出现小便多的症状。喝得多、吃得多、尿得多，这是上中下三消病，也就是现代说的糖尿病。对治消渴症，我们要灸关元穴。

6. 二便（大小便）的问题：中医认为"肾主二便"，肾气强、肾阳强，大小便就通畅、正常。所以只要是小便不利或腹泻等大小便问题，都可以灸关元。

7. 水肿：肾是水脏，负责调节身体的水液，所以当身体水肿时，我们要补肾阳，也是用到关元穴。

8. 消化器官的问题，例如肚子痛、心下痞等。

9. 吐血、咳血：这是因为血管无法固摄血液，这种情况也适合用到关元灸。

10. 多痰：一直有痰也是因为水液的代谢不好。

11. 腹满、胀满。

12. 更年期：女性更年期是四十九岁左右开始，男性更年期是五十六岁左右开始。大家没听错，男性也有更年期，所以家里老爷子五十六岁左右开始脾气大变，大概就是更年期到了。更年期比较常见的症状是潮热、失眠、盗汗等，关元灸也是一个好的治疗方法。有人认为潮热不宜灸关元，但其实不是的，关元灸的厉害之处就在于此，它可以把身体的整个气往关元的位置带，这样患者的潮热感就会减少。因此，更年期也适合关元灸。

13. 男科的问题，例如阳痿、滑精、梦遗、阴囊痛等：关元灸能很好地对治男科问题，尤其是男人性功能弱时，艾灸关元穴能增强其性功能。有人认为年纪大了，也已经有孩子了，所以就不需要灸了。但其实，性功能强代表的是身体好，所以即使年纪较大，也不妨把它当作身体保健的方法。

14. 上半身手抖，下半身无力：关元灸适合帕金森病及一些老人家腿脚无力的症状。

15. 中风、半身不遂、舌强不语：最常发生及最可怕的疾病之一就是中风。一般来说，中风患者脾阳和肾阳都强烈不足，关元灸也是必需的。

16. 全身痛、腰痛、背痛、胁痛、肋痛。

17. 角弓反张，痉病：痉病是全身肌肉紧绷、僵硬痉挛，整个人的身体往外挺的一种症状。《扁鹊心书》中有特别讲到，关元灸对此也有很好的疗效。

18. 脚气，香港脚。

19. 烂疮、疔疮、疖肿：全身上下如果有烂疮、疔疮、疖肿，那都是局部的代谢不好，这时灸关元也是一个好方法。

20.头痛。

21.面色发暗，脸发黑：黑是五行中水的颜色，是肾的颜色。脸发黑说明肾有问题，水的代谢有问题。被晒黑的不算，脸色暗沉、无光泽感的黑才算有问题的黑。关元灸可以让脸色变得白里透红，显得更年轻。

22.视线模糊，甚至有白内障。

23.牙龈出血。

24.咽喉痛：前文已经多次强调关于咽喉痛的问题了，这里不过多赘述。补肾阳是治疗喉咙痛的好方法，所以可以灸关元穴。

通过详细分析，我们得知《扁鹊心书》中关于关元穴的应用广泛多样，因此，在平常的养生保健过程中，可以多灸关元穴。虽然关元灸不能让大家长生不老，但却可以让大家慢慢地老，优雅地老。关元灸可以说是所有灸法里面最重要的一个方法。

以下我们罗列出书中提及关元灸的段落，并对其治疗症状做分类分析。

**《扁鹊心书》提到关元穴的原文片段：**

● 一中风半身不遂，语言謇涩，乃肾气虚损也，灸关元五百壮。

● 一伤寒少阴证，六脉缓大，昏睡自语，身重如山，或生黑靥，噫气、吐痰、腹胀、足指冷过节，急灸关元三百壮可保。

● 一伤寒太阴证，身凉足冷过节，六脉弦紧，发黄紫斑，多吐涎沫，发燥热，噫气，急灸关元、命关各三百壮。伤寒惟此二证害人甚速，仲景只以舌干口燥为少阴，腹满自利为太阴，余皆归入阳证条中，故致害人。然此二证若不早灸关元以救肾气，灸命关以固脾气，则难保性命。盖脾肾为人一身之根蒂，不可不早图也。

● 一脑疽发背，诸般疔疮恶毒须灸关元三百壮以保肾气。一急喉痹、颐粗、颔肿、水谷不下，此乃胃气虚风寒客肺也，灸天突穴五十壮。

● 一虚劳咳嗽潮热，咯血吐血六脉弦紧，此乃肾气损而欲脱也，急灸关元三百壮，内服保元丹可保性命。若服知柏归地者，立死。盖苦寒重损其阳也。

● 一水肿臌胀、小便不通，气喘不卧，此乃脾气大损也，急灸命关二百壮，以救脾气，再灸关元三百壮，以扶肾水，自运消矣。

● 一脾泄注下，乃脾肾气损，二三日能损人性命，亦灸命关、关元各二百壮。

● 一休息痢下五色脓者，乃脾气损也，半月间则损人性命，亦灸命关、关元各三百壮。

● 一霍乱吐泻，乃冷物伤胃，灸中脘五十壮，若四肢厥冷，六脉微细者，其阳欲脱也，急灸关元三百壮。

● 一两胁连心痛乃恚怒伤肝脾肾三经，灸左命关二百壮，关元三百壮。

● 一久嗽不止，灸肺俞二穴各五十壮即止。若伤寒后或中年久嗽不止，恐成虚劳，当灸关元三百壮。

● 一中风病方书灸百会、肩井、曲池、三里等穴多不效，此非黄帝正法。灸关元五百壮，百发百中。

● 一中风失音乃肺肾气损，金水不生，灸关元五百壮。

● 一小便下血乃房事劳损肾气，灸关元二百壮。

● 一砂石淋诸药不效，乃肾家虚火所凝也，灸关元三百壮。

● 一上消病日饮水三五升，乃心肺壅热，又吃冷物，伤肺肾之气，灸关元一百壮，可以免死。或春灸气海，秋灸关元三百壮，口生津液。

● 一中消病多食而四肢羸瘦，困倦无力，乃脾胃肾虚也，当灸关元五百壮。一腰足不仁，行步少力，乃房劳损肾，以致骨痿，急灸关元五百壮。

● 一脾病致黑色痿黄，饮食少进，灸左命关五十壮。或兼黧色，乃损肾也，再灸关元二百壮。

● 一耳叶焦枯，面色渐黑，乃肾劳也，灸关元五百壮。

● 一中年以上之人，口干舌燥，乃肾水不生津液也，灸关元三百壮，若误服凉药，必伤脾胃而死。

● 一中年以上之人，腰腿骨节作疼，乃肾气虚惫也，风邪所乘之证，灸关元三百壮。若服辛温除风之药，则肾水愈涸，难救。

● 一腿间发赤肿，乃肾气风邪着骨，恐生附骨疽，灸关元二百壮。

● 一老人气喘，乃肾虚气不归海，灸关元二百壮。

● 一老人大便不禁，乃脾肾气衰，灸左命关、关元各二百壮。

● 一两眼昏黑，欲成内障，乃脾肾气虚所致，灸关元三百壮。

● 一破伤风，牙关紧急，项背强直，灸关元穴百壮。

● 太阳寒水，内属膀胱，故脉来浮紧，外证头疼发热，腰脊强，惟服平胃散，至六七日，出汗而愈。盖胃气不虚，传遍经络自愈也。仲景以为阳证，乃与凉药随经而解，反攻出他病，甚者变为阴证，六脉沉细，发厥而死，急灸关元，乃可复生。如本经至六七日发战者，欲作解而阳气少也，服姜附汤出汗而愈。

● 少阴君火内属于肾，其脉弦大，外证肢节不痛，不呻吟，但好睡，足指冷，耳聋、口干、多痰唾、身生赤黑靥，时发噫气，身重如山，烦躁不止。急灸关元三百壮，内服保元丹、姜附汤，过十日汗出而愈。若作阳证，误服凉药，以致发昏谵语，循衣摸床，吐血脉细，乃真气虚，肾水欲涸也。仲景反曰：急下之，以救肾水，此误也。真气既虚，反用凉药，以攻其里，是促其死也。急灸关元三百壮，可保无虞。

● 或肾虚人，或房事后，或胃发冷气，即腹痛烦躁，甚者囊缩，昏闷而死。急灸关元一百壮，内服姜附汤、保元丹可救一二。若迟则气脱，虽灸亦无益矣。

● 凡伤寒谵语，属少阴，仲景属阳明误也。阳明内热必发狂，今止谵语，故为少阴。急灸关元三百壮，若灸后，仍不止者死。

● 凡鼻衄不过一二盏者，气欲和也，不汗而愈。若衄至升斗者，乃真气脱也，针关元入三寸，留二十呼，血立止；再灸关元二百壮，服金液丹。不然恐成虚劳中满。

● 一人伤寒至八日，脉大而紧，发黄，生紫斑，噫气，足指冷至脚面，此太阴证也，最重难治。为灸命关五十壮、关元二百壮，服金液丹、钟乳粉，四日汗出而愈。

● 肺伤寒一证，方书多不载，误人甚多，与少阴证同，但不出汗而愈，每发于正二腊月间，亦头疼，肢节痛，发热恶寒，咳嗽脉紧，与伤寒略同，但多咳嗽耳。不宜汗，服姜附汤，三日而愈。若素虚之人，邪气深入则昏睡谵语，足指冷，脉浮紧，乃死证也。急灸关

116

元三百壮，可生，不灸必死，服凉药亦死，盖非药可疗也。

● 一人患肺伤寒，头痛发热，恶寒咳嗽，肢节疼，脉沉紧，服华盖散、黄芪建中汤，略解。至五日，昏睡谵语，四肢微厥，乃肾气虚也。灸关元百壮，服姜附汤，始汗出愈。

● 有腰疽、背疽、脑疽、腿疽，虽因处以立名，而其根则同。方书多用苦寒败毒之药，多致剥削元气，变为阴疽，侵肌蚀骨，溃烂而亡。不知《内经》云：脾肾气虚，寒气客于经络，血气不通，着而成疾。若真气不甚虚，邪气不得内陷，则成痈。盖痈者，壅也。血气壅滞，故大而高起，属阳易治。若真气虚甚，则毒邪内攻，附贴筋骨，则成疽。盖疽者，阻也。邪气深而内烂，阻人筋骨，属阴难治。其始发也，必憎寒、壮热，急服救生汤五钱，再服全好。甚者，即于痛处，灸三五壮。如痛者属阳，易治。若不痛，乃疽疮也，急服保元丹，以固肾气。若用凉转药，则阳变为阴，或不进饮食而死，急灸关元可生。

● 此病由肺肾气虚，风寒客之，令人颐颔粗肿，咽喉闭塞，汤药不下，死在须臾者，急灌黄药子散，吐出恶涎而愈。此病轻者治肺，服姜附汤，灸天突穴五十壮亦好；重者服钟乳粉，灸关元穴，亦服姜附汤。

● 此病由七情六欲，损伤脾肾，早尚易治，迟则难愈，必用火灸，方得回生。若用温平药及黄芪建中、鳖甲饮之类，皆无益于病，反伤元气。其证始则困倦少食，额上时时汗出，或自盗汗，口干咳嗽，四肢常冷，渐至咳吐鲜血，或咯血多痰，盖肾脉上贯肝膈，入肺中，肾既虚损，不能上荣于肺，故有是病，治法当同阴证治之。先于关元灸二百壮，以固肾气，后服保命延寿丹，或钟乳粉，服三五两，其病减半，一月全安。若服知、柏、地黄、当归之属，重伤脾肾，是促其死也，切忌房事。然此病须早灸，迟则无益，丹药亦不受矣，服之反发热烦，乃真脱故也，若童男女得此病，乃胎秉怯弱，宜终身在家，若出嫁犯房事，再发必死。

● 一人病咳嗽，盗汗，发热，困倦，减食，四肢逆冷，六脉弦紧，乃肾气虚也。先灸关元五百壮，服保命延寿丹二十九，钟乳粉二钱。间日，服金液丹百丸，一月全安。

● 一人每日四五遍出汗，灸关元穴亦不止，乃房事后，饮冷伤脾气，复灸左命关百壮而愈。一妇人伤寒瘥后转成虚劳，乃前医下冷药，损其元气故也。病患发热咳嗽、吐血少食，为灸关元二百壮，服金液、保命、四神、钟乳粉，一月全愈。

● 此病皆因房事、六欲、七情所伤。真气虚，为风邪所乘，客于五脏之俞，则为中风偏枯等证。若中脾胃之俞，则右手足不用；中心肝之俞，则左手足不用。大抵能任用，但少力麻痹者为轻，能举而不能用者稍轻，全不能举动者最重。邪气入脏则废九窍，甚者卒中而死。入腑则坏四肢，或有可愈者。治法：先灸关元五百壮，五日便安。次服保元丹一二斤，以壮元气；再服八仙丹、八风汤则终身不发。若不灸脐下，不服丹药，虽愈不过三五年，再作必死。然此证最忌汗、吐、下，损其元气必死。大凡风脉，浮而迟缓者生，急疾者重，一息八九至者死。

● 凡疮口或金刃破处，宜先贴膏药以御风，不然致风气入内，则成破伤风。此证最急，须早治，迟则不救。若初得此时，风客太阳经，令人牙关紧急，四肢反张，项背强直，急服金华散，连进二三服，汗出即愈。若救迟则危笃，额上自汗，速灸关元三百壮可保，若真气脱，虽灸无用矣。

● 此病之源，与水肿同，皆因脾气虚衰而致，或因他病攻损胃气致难运化，而肿大如鼓也。病本易治，皆由方书多用利药，病患又喜于速效，以致轻者变重，重者变危，甚致害人。黄帝正法：先灸命关百壮，固住脾气，灸至五十壮，便觉小便长，气下降。再灸关元三百壮，以保肾气，五日内便安。服金液丹、草神丹，减后，只许吃白粥，或羊肉汁泡蒸饼食之。瘥后常服全真丹、来复丹。凡臌胀脉弦紧易治，沉细难瘥。

● 一人病休息痢已半年，元气将脱，六脉将绝，十分危笃。余为灸命关三百壮，关元三百壮，六脉已平，痢已止，两胁刺痛，再服草神丹、霹雳汤方愈，一月后大便二日一次矣。一人病休息痢，余令灸命关二百壮病愈。二日，变泄下，一时五七次，令服霹雳汤二服，立止。后四肢浮肿，乃脾虚欲成水胀也，又灸关元二百壮，服金液丹十两，一月而愈。

● 由饮食失节，损其脾气，轻则头晕发热，四肢无力，不思饮食，脉沉而紧，服来复、全真及平胃散；重者六脉浮紧，头痛发热，吐逆、心下痞，服荜澄茄散，来复、全真而愈。若被庸医转下凉药，重损脾气，变生他病，成虚劳臌胀泄泻等证，急灸中脘五十壮，关元百壮，可保全生，若服凉药速死。

● 霍乱由于外感风寒，内伤生冷，致阴阳交错，变成吐泻，初起服珍珠散二钱即愈，或金液丹百粒亦愈。如寒气入腹，搏于筋脉，致筋抽转，即以瓦烧热纸裹烙筋转处，立愈。若吐泻后，胃气大损，六脉沉细，四肢厥冷，乃真阳欲脱。灸中脘五十壮，关元三百壮，六脉复生，不灸则死也。

● 此因饮食失节，损及脾胃，致元气虚脱，令头昏脚弱，四肢倦怠，心下痞闷，午后发热，乃元气下入阴分也，服全真丹、荜澄茄散，三月而愈。若服滋阴降火凉药，其病转甚，若俗医用下药，致病危笃，六脉沉细，灸中脘五十壮，关元一百壮，可保，迟则脾气衰脱而死。

● 此病由心肺气虚，多食生冷，冰脱肺气，或色欲过度，重伤于肾，致津不得上荣而成消渴。盖肾脉贯咽喉，系舌本，若肾水枯涸，不能上荣于口，令人多饮而小便反少，方书作热治之，损其肾元，误人甚多。正书春灸气海三百壮，秋灸关元二百壮，日服延寿丹十九，二月之后，肾气复生。若服降火药，临时有效，日久肺气渐损，肾气渐衰，变成虚劳而死矣。此证大忌酒色，生冷硬物。若脾气有余，肾气不足，则成消中病，脾实有火，故善食而消，肾气不足，故下部少力，或小便如疵。孙思邈作三焦积热而用凉药，损人不少。盖脾虽有热，而凉药泻之，热未去而脾先伤败。正法先灸关元二百壮，服金液丹一斤而愈。

● 此证方书多不载，人莫能辨，或先富后贫，先贵后贱，及暴忧暴怒，皆伤人五脏。多思则伤脾，多忧则伤肺，多怒则伤肝，多欲则伤心，至于忧时加食则伤胃。方书虽载内因，不立方法，后人遇此皆如虚证治之，损人性命。其证若伤肝脾则泄泻不止，伤胃则昏不省人事，伤肾则成痨瘵，伤肝则失血筋挛，伤肺则咯血吐痰，伤心则颠冒，当先服姜附汤以散邪，后服金液丹以保脾胃，再详其证而灸之。若脾虚灸中府穴各二百壮，肾虚灸关元穴三百壮，二经若实，自然不死。后服延寿丹，或多服金液丹而愈，凉药服多，重损元气则死。

● 少年酒色太过，脾肾气虚，忽然脱气而死，急灸关元五百壮，服霹雳汤、姜附汤、金液丹久久而愈。此证须早治，迟则元气亦脱，灸亦无及矣。

● 此由少年七情六欲所损，故致晚年真气虚衰，死脉见于两手，或十动一止，或二十动一止，皆不出三年而死。又若屋漏、雀啄之类皆是死脉。灸关元五百壮，服延寿丹、保元丹六十日后，死脉方隐，此仙师不传之妙法也。

● 年肾气衰，又兼风寒客之，腰髋髀作痛，医作风痹走痛，治用宣风散、趁痛丸，重竭真气，误人甚多。正法服姜附汤散寒邪，或全真丹，灸关元百壮，则肾自坚牢，永不作痛，须服金液丹，以壮元阳，至老年不发。

● 此由脾肾虚惫不能运化，故心腹胀满，又气不足，故行动则胸高而喘。切不可服利气及通快药，令人气愈虚，传为脾病，不可救矣。宜金液丹、全真丹，一月方愈。重者，灸命关、关元二百壮。

● 此由胃气虚积而不通，故胁下胀闷，切不可认为肝气，服削肝寒凉之药，以速其毙。服草神、金液十日，重者灸左食窦穴，一灸便有下气而愈，再灸关元百壮更佳。

● 一妇人病虚劳，直气将脱，为鬼所着，余用大艾火灸关元，彼难忍痛，乃令服睡圣散三钱，复灸至一百五十壮而醒。又服又灸，至三百壮，鬼邪去，劳病亦瘥。

● 凡人至中年，天数自然虚衰，或加妄想忧思，或为功名失志，以致心血大耗，痴醉不治，渐至精气耗尽而死，当灸关元穴三百壮，服延寿丹一斤。此证寻常药饵皆不能治，惟灸艾及丹药可保无虞。

● 下元虚损，又久立湿地，致寒湿之气，客于经脉，则双足肿痛，行步少力。又暑月冷水濯足，亦成干脚气，发则连足心、腿，肿痛如火烙，或发热、恶寒。治法灸涌泉穴，则永去病根，若不灸，多服金液丹亦好。平常药临时有效，不能全除。其不能行步者，灸关元五十壮。大忌凉药，泄伤肾气，变为中满、腹胀而死。久患脚气人，湿气上攻，连两胁、腰腹、肩臂拘挛疼痛，乃肾经湿盛也。服宣风丸五十粒，微下而愈。然审果有是证者可服，若虚人断不可轻用。

● 凡腰以下肾气主之，肾虚则下部无力，筋骨不用，可服金液丹，再灸关元穴，则肾气复长，自然能行动矣。若肾气虚脱，虽灸无益。

● 凡膏粱人，火热内积，又多房劳，真水既涸，致阴血不静，流入膀胱，从小便而出。可服延寿丹，甚者灸关元。若少壮人，只作火热治之，然在因病制宜。

● 此由房事太过，肾气不足，致包络凝滞，不能通行水道则成淋也，服槟榔汤、鹿茸丸而愈。若包络闭涩，则精结成砂子，从茎中出，痛不可忍，可服保命丹，甚者灸关元。

● 此由酒色过度，真气虚耗，故血化为脓，令人渐渐羸瘦，六脉沉细。当每日服金液丹、霹雳汤，外敷百花散。五六日，腹中微痛，大便滑，小便长。忌房事，犯之复作。若灸关元二百壮，则病根去矣。

● 此由酒肉饮食太过，致经脉解而不收，故肠裂而为痔。服金液丹可愈，外取鼠腐虫十枚，研烂摊纸上贴之，少刻痛止。若老人患此，须灸关元二百壮，不然肾气虚，毒气下注，则难用药也。

● 咳嗽多清涕者，肺感风寒也，华盖散主之。若外感风寒，内伤生冷，令人胸膈作痞，咳而呕吐，五膈散主之。咳嗽烦躁者，属肾，石膏丸主之。大凡咳嗽者，忌服凉药，犯之必变他证，忌房事，恐变虚劳。久咳而额上汗出，或四肢有时微冷，间发热困倦者，乃劳咳也。急灸关元三百壮，服金液丹、保命丹、姜附汤，须早治之，迟则难救。

● 凡色欲过度，或食冷物太过，损伤脾肺之气，故令人咯血。食前服钟乳粉、金液丹，食后服阿胶散而愈。若老年多于酒色，损伤脾气则令人吐血，损伤肾气则令人泻血，不早治多死。当灸关元三百壮，服姜附汤、金液丹自愈。伤肺气则血从鼻出，名曰肺衄，乃上焦热气上攻也。服金液丹或口含冷水，以郁金末调涂项后，及鼻柱上。凡肺衄不过数杯，如出至升斗者，乃脑漏也。由真气虚而血妄行，急针关元三寸，留二十呼立止，再灸关元二百壮，服金液丹、草神丹可保。

● 一人因大恼悲伤得病，昼则安静，夜则烦，不进饮食，左手无脉，右手沉细，世医以死证论之。余曰：此肾厥病也。因寒气客脾肾二经，灸中脘五十壮，关元五百壮，每日服金液丹、四神丹。至七日左手脉生，少顷，大便下青白脓数升许，全安。此由真气大衰，非药能治，惟艾火灸之。

● 人因饮食失节，或吐泻、服凉药致脾气受伤，令人面黄肌瘦，四肢困倦，不思饮食，久则肌肉瘦尽，骨立而死。急灸命关二百壮，服草神、金液，甚者必灸关元。

● 夫人以脾为母，以肾为根，若房事酒色太过则成肾劳，令人面黑耳焦，筋骨无力。灸关元三百壮，服金液丹可生，迟则不治。

● 凡人梦交而不泄者，心肾气实也；梦而即泄者，心肾气虚也。此病生于心肾，非药可治。当用纸捻长八寸，每夜紧系阴囊，天明解之，自然不泄。若肾气虚脱，寒精自出者，灸关元六百壮而愈。若人一见女子精即泄者，乃心肾大虚也，服大丹五两，甚者灸巨门五十壮。

● 此由肾气虚惫，肾主骨，肾水既涸则诸骨皆枯，渐至短缩，治迟则死。须加灸艾，内服丹附之药，非寻常草木药所能治也。

● 四肢为诸阳之本，阳气盛则四肢实，实则四体轻便。若手足颤摇不能持物者，乃真元虚损也。常服金液丹五两，姜附汤自愈。若灸关元三百壮则病根永去矣。

● 老人脾虚则气逆冲上逼肺，令人动作便喘，切不可用削气苦寒之药，重伤其脾，致成单腹胀之证。可服草神丹、金液丹、姜附汤而愈，甚者灸关元穴。肾脉贯肺系舌本，主营运津液，上输于肺，若肾气一虚，则不上荣，故口常干燥，若不早治，死无日矣。当灸关元五百壮，服延寿丹半斤而愈。

● 胃脉络齿荣牙床，胃热则牙缝出血，犀角化毒丸主之。肾虚则牙齿动摇，胃虚则牙床溃烂，急服救生丹，若齿龈黑，急灸关元五十壮。

以下是对《扁鹊心书》中所有关于关元穴对治的症状进行分类，以便大家掌握其适应证：

### 【症状分类一览】

［整体体质］体力差－体质虚弱，某些时段容易疲累，长期整日全身倦怠身重。

［寒］身冷－畏寒，下焦虚寒－手脚尾冷，四肢厥冷－手脚冰冷。

［热］午后发热。

［口－渴饮］口渴－摄取大量水分。

［饮食］消谷善饥－容易饿。

［小便］血尿、小便不利、淋证。

［大便］下利－腹泻－水泻霍乱。

［肿］水肿－全身水肿。

［胃及消化］心下痞。

［腹］腹痛。

［吐］吐血。

［肛肠］痔疮。

［呼吸］吸气困难。

［咳喘］咳嗽、咳血、气喘。

［痰］一直有痰多痰。

［其他］胀满，气积于胸中。

［男科］阳痿、滑精、梦遗、阴囊痛。

［其他］胀满，气积于胸中。

［更年期问题］潮热。

［情绪］容易亢奋、容易焦躁、紧张易怒、生气。

［中风］中风、半身不遂、半身瘫痪。

［上肢］手抖。

［下肢］下肢无力。

［胸腹］肋痛－右胁肋痛或左胁肋痛。

［背腰］背痛、腰痛、腰酸。

［全身］痉病－角弓反张、关节疼痛、肌肉抽搐、肌肉痉挛。

［四肢部问题］脚气。

［痈疽疔疮］疮疡久不收口、瘰疬、疖肿、痈疽

恶疮。

［头］头痛。

［面］面色暗。

［口］口麻 – 口不仁、失语。

［舌］舌缓不语 – 舌强不语。

［牙］牙龈出血。

［眼］视线模糊。

［疾病及现代诊断：眼］白内障。

［咽喉］咽炎、喉炎、咽喉痛。

［全身性问题］消渴。

［舌］舌缓不语 – 舌强不语。

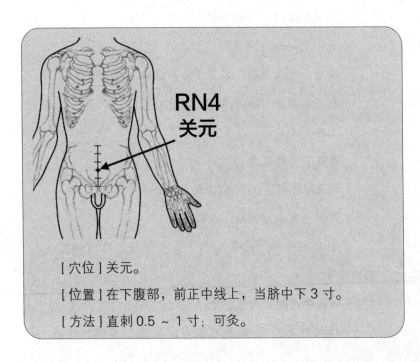

RN4
关元

［穴位］关元。

［位置］在下腹部，前正中线上，当脐中下 3 寸。

［方法］直刺 0.5 ~ 1 寸；可灸。

# 窦师常用要穴：神阙穴

神阙穴在《扁鹊心书》中出现的篇幅并不多，它也不在我们补先后天必灸的穴位里面，但是神阙这个穴位特殊，亦有重要地位。

阙，是空隙、门的意思。所以，神阙穴位于肚脐中。

肚脐有什么重要的呢？《黄帝内经》中有个治疗理论叫缪刺法，也就是"上病下治、下病上治、左病右治，右病左治"。我读到缪刺法时在想，古人是根据什么知道了这些？后来，我读到了现代的胚胎学才恍然大悟。胚胎学说认为，人是由受精卵发育而来，而受精卵则由细胞分裂而来，那细胞以人体的哪个地方做为中心点来分裂的呢？答案就是神阙穴。细胞以肚脐为中心，逐渐从两端演化出左手和右脚，再演化出右手和左脚，因此就有了上病下治、下病上治、左病右治、右病左治的医学观，代表身体X型交错的方向是有关联的，而整体的中枢点就是神阙。

神阙一向都没那么受重视，像针灸学课本提到"神阙不能针，可灸"，短短一句而已。神阙可不可以针，其实与针具的清洁度及针具的细度有关，现代条件下是可以做到的。但我们一般灸神阙多，针神阙少。灸神阙的一种特别灸法是隔盐灸，操作方式是把盐撒在肚脐上，用盐把肚脐的洞填满，盖上厚厚的一层盐，盐上面再放艾炷去烧。当然，也可以使用一些艾灸器具，如灸盒等。艾灸盒的艾是悬在上面，没有直接接触皮肤（不会直接烧到），这种也是可以的。

患者有以下症状时，窦材先生会使用神阙穴：

1. 尿失禁：很多老人家经常打个喷嚏，尿就出来了，有些妇女也会有这个问题。尿失禁的人如果能够常灸神阙，相信这个症状会得到很大的改善。

2. 便秘，尤其是里急后重：里急后重是指感觉大便老是拉不太干净，总觉得在上完厕所后，肛门处还有厚重感，仿佛未拉干净，但想拉又拉不出来。这时，灸神阙穴就很有用了。

3. 便血：便血听起来很可怕，但灸神阙也能解决便血的问题。

4. 腹痛：因为肚脐位置在肚子上，所以腹痛亦可灸神阙。

5. 绕脐痛：绕脐痛是肚脐旁边痛，痛起来会让人在地上打滚。绕脐痛的原因通常是小肠套叠。我在临床上也有遇过小肠套叠的患者，这个人痛得死去活来的，整个人缩成像虾米一样，身体拉不开来，因为一拉开就痛。我的老师倪海厦先生也有讲过绕脐痛，他提到了一个很有名的乐团歌手就是得了绕脐痛，然后到医院做手术，结果没救过来。很多穷人没钱动手术，绕脐痛时忍着忍着就慢慢过去了，但严重的若得不到及时治疗也很危险。其实，对于一般的绕脐痛可以灸神阙，隔盐灸或者拿艾灸盒灸都可以，并且同时服用附子粳米汤，会很快舒缓下来。

6. 朝食暮吐，完谷不化：完谷不化就是吃进去的东西不消化，是由于胃肠寒冷导致的。如果吐出来，可以发现早上的食物到下午还是一个样。

7. 痢疾，严重拉肚子。

8. 肚脐化脓，甚至肚脐下有脓血流出：我遇过一个患者，他的肚脐下有个裂口会喷脓出来，还挺可怕的。如果遇到这样的患者，我们除了可以用托里化脓的药，把脓排出来之外，还可以去灸他的肚脐，可以起到缓解的作用。

如果是神阙穴所处的位置痛（肚脐痛），我们可以灸命门，也就是神阙的正后方。让患者趴下来灸，灸命门可以让肚脐处感到舒服，效果很快。

以上就是神阙穴在《扁鹊心书》中的运用，这个穴位不是窦材先生临床上的主力穴。主力穴是具有强肾阳和补脾阳作用的穴位，是治重症的大穴，其他穴位则是治一些小病小痛的。正言道："运用之妙，存乎一心。"大家读完了本书，就能用得得心应手了。

以下是《扁鹊心书》中有关神阙穴的应用原文：

**【《扁鹊心书》中提到神阙穴的原文片段】**

一肠癖下血，久不止，此饮食冷物损大肠气也，灸神阙穴三百壮。

一虚劳人及老人于病后大便不通，难服利药，灸神阙一百壮自通。

一老人滑肠困重，乃阳气虚脱，小便不禁，灸神阙三百壮。

凡暑月饮食生冷太过，伤人六腑。伤胃则注下暴泄；伤脾则滑泄，米谷不化；伤大肠则泻，白肠中痛，皆宜服金液丹、霹雳汤，三日而愈。不愈则成脾泄，急灸神阙百壮。

此由饮食失节，或大醉大饱，致肠胃横解，久之冷积于大肠之间，致血不流通，随大便而出，病虽寻常，然有终身不愈者。庸医皆用凉药止血，故连绵不已。盖血愈止愈凝，非草木所能治也。正法：先灸神阙穴百壮，服金液丹十两，日久下白脓，乃病根除也。

以下是对书中所有神阙对治的症状做分类，以便大家掌握其适应证：

### 【症状分类一览】

［小便］尿失禁。

［大便］便秘，里急后重－排便不净，便血。

［腹］腹痛－肚脐周围痛。

［吐］朝食暮吐－完谷不化－食谷不化。

［泻］痢疾。

［胸腹］脐下痛、小肠连脐痛。

［脓］急性化脓。

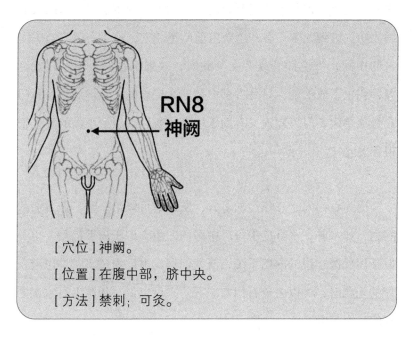

［穴位］神阙。

［位置］在腹中部，脐中央。

［方法］禁刺；可灸。

## 窦师常用要穴：石门穴

这部分要跟大家介绍的穴位是石门穴。石门穴在关元上一寸，也就是肚脐下两寸的位置，它是三焦经的募穴。募穴常常会跟俞穴一起用，称作"俞募治疗法"。俞穴是身体背面的穴位，募穴是身体正面的穴位。

《针灸大成》说，石门穴是"妇人禁针禁灸，犯之绝子"的穴位。石门，顾名思义，是因为它就像石头的门坚硬无比，如果关上便不易打开，也就是再也不会生小孩。所以，想要生小孩的女人，就要考虑要不要避开石门穴；如果不用生小孩，石门穴但用无妨。讲到绝孕，有一个奇穴就叫绝孕穴，位于石门穴与关元穴的中间，听说针刺或者艾灸此穴，效果都很好。不过疗效真假，我也不敢保证，只是古书上是这么记载的。有趣的是，石门穴是绝孕穴，但关元穴又有助于生育，所以，想生小孩的女人记得灸关元穴。

因为石门穴是三焦经的募穴，所以它可以治一些三焦方面的问题，如水肿、水行皮中等。中医的三焦类似于皮下油网，也类似于现代医学说的淋巴系统，当我们遇到淋巴液过多、淋巴液积聚的问题时，可以去灸石门穴。石门穴可以说是任脉上行水湿之气的一个关卡。

在《扁鹊心书》中，窦材先生提到了以下几个运用石门穴的情况：

1. 洗头风：人在洗了头或者房事之后，头是湿的，此时太阳经易进贼风，导致人口牙紧咬，角弓反张。遇到这种情况，窦材先生的做法是尽快服用姜附汤（干姜和附子），再灸石门穴30壮。所以，我们汗出时要特别小心，不论是洗完头，或者是行完房后，都要避免让风进入我们的身体，以免造成洗头风。

2. 牙槽风：牙槽风就是牙齿痛，有这个问题也要喝姜附汤，然后灸石门穴。《扁鹊心书》中，姜附汤常常是跟石门穴一起出现的。

3. 见鬼：书上说有一个大富人家的妇女，被鬼附身了（即某种精神类疾病），试了各种方法都没有用，窦材先生便给她服用睡圣散（前文说过睡圣散是一个麻痹、麻醉的药），妇人吃下去之后，再灸巨阙穴 50 壮，灸石门穴 300 壮，然后再喝姜附汤，人五天内痊愈。此段是巨阙穴与石门穴联合运用的案例。

4. 妇女血崩：血崩这个问题是比较严重的，女生月事持续不止，血一直流，那她会很快虚脱，不尽快解决可能会有生命危险。此时急灸石门穴，其血立止。

5. 脐下部或阴部出脓水：肚脐或阴部一直有脓水流出也是属于危险的情况，当急灸石门穴。因为石门穴是三焦之募穴，三焦是水的通道，遇到体液不断往外流出（也就是淋巴液等不断冒出来）的情况时，当急灸石门穴 200 壮，再喝姜附汤，然后再吃金液丹。姜附汤是由干姜、附子组成，金液丹是由硫黄组成，都是大热之药。因为这种危急重症，如果用寒凉药，患者可能就一命呜呼了。

6. 产后虚劳：产后行房或者产后不久便开始劳动，就可能造成身体虚劳损伤。因为此时身体真气受损，脉弦而紧、咳嗽、发热、四肢发冷，严重的时候甚至还会咳血、吐血。

以上就是书中有关石门穴的应用，虽然石门穴不是大穴，但它的很多运用还是非常有效的。

以下是《扁鹊心书》中有关石门穴应用的原文片段：

## 【《扁鹊心书》中提到石门穴的原文片段】

● 凡人沐头后，或犯房事，或当风取凉，致贼风客入太阳经或风府穴，令人卒仆，口牙皆紧，四肢反张。急服姜附汤，甚者灸石门穴三十壮。

● 凡牙齿以刀针挑之，致牙根空露，为风邪所乘，令人齿龋。急者溃烂于顷刻，急服姜附汤，甚者灸石门穴。

● 一贵人妻为鬼所着，百法不效。有一法师书天医符奏玉帝亦不效。余令服睡圣散三钱，灸巨阙穴五十壮，又灸石门穴三百壮，至二百壮，病患开眼如故，服姜附汤、镇心丹五日而愈。

●《经》云：女子二七而天癸至，任脉通，太冲脉盛，月事以时下，若因房事太过，或生育太多，或暴怒内损真气，致任脉崩损，故血大下，卒不可止，如山崩之骤也。治宜阿胶汤、补宫丸半斤而愈。切不可用止血药，恐变生他病，久之一崩不可为矣。若势来太多，其人作晕，急灸石门穴，其血立止。

● 此由真气虚脱，冲任之血不行，化为脓水，或从脐中，或从阴中，淋沥而下，不治即死。灸石门穴二百壮，服金液丹、姜附汤愈。

● 生产出血过多，或早于房事，或早作劳动，致损真气，乃成虚劳。脉弦而紧，咳嗽发热，四肢常冷，或

咯血吐血，灸石门穴三百壮，服延寿丹、金液丹，或钟

乳粉，十日减，一月安。

以下是《扁鹊心书》中所有提到石门穴对治的症状分类，以

便大家掌握其适应证：

**【症状分类一览】**

【经】月经崩漏。

【产】产后血晕、产后虚脱。

【全身】痉病 – 角弓反张。

【牙】牙痛、牙酸、龋齿 – 蛀牙。

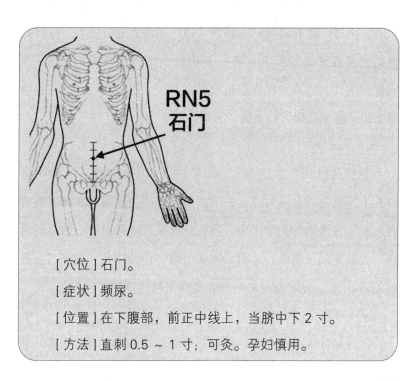

[穴位] 石门。

[症状] 频尿。

[位置] 在下腹部，前正中线上，当脐中下 2 寸。

[方法] 直刺 0.5 ~ 1 寸；可灸。孕妇慎用。

## 窦师常用要穴：涌泉穴

我在前文说过窦材先生的灸法重点是扶肾阳和脾阳，补先天之阳则用关元、气海和涌泉，补后天之阳则用命关、中脘和足三里。本部分我们重点谈谈涌泉穴。

把整个脚掌分为三等分，涌泉穴位于脚底的正中线上，前份和中份的交界线处。还有一个定位方法是把脚掌捏起来，捏起来后会有一个人字纹，人字纹的中心就是涌泉穴。涌泉穴是一个补肾阳的大穴，肾经就是起于涌泉穴的，所以这个穴位的运用也很广泛。不过，针刺涌泉的痛感非常强，如果大家有仇人，可以扎他的涌泉穴试试（开个玩笑）。随着针具的进步，现在也有一些比较细的针，用来针刺涌泉也没那么痛了。但是涌泉穴的痛感整体来说还是比其他穴位大的，所以此处用灸法会更好一些。

涌泉穴也是急救的大穴。如果一个人中风昏倒了，除了可以在十宣放血外，还可以扎一下涌泉穴。因为扎涌泉穴痛感非常强，一扎患者就可能醒过来。另外，涌泉还可以用于心脏病的治疗，尤其是用于急救，还可以加上公孙、内关两穴。所谓"公孙内关胃心胸"。这些都是心脏病急救时可以用到的穴位。

扎涌泉穴患者会很痛，但如果遇到非扎涌泉不可，患者又是对痛耐受性很低的情况时，我们可以改用然谷穴，它在脚底的内侧缘，可以作为涌泉穴的替代穴位。

涌泉穴还有一个特殊功能，它能刺激孩子分泌生长激素。因此，除了灸涌泉外，还可以让小孩子去跳，像跳绳、打篮球、打排球这些运动都可以。在他们跳的时候，落地时脚掌碰到地，涌泉穴就会受到地面的撞击（正常跳跃都是以脚掌前缘落地），从而受到穴位刺激，这也是打篮球的孩子长得高的原因。除了做一些跳跃运动，家长也可以直接拿着一根棍子去打小孩的脚板涌泉穴的位置，不过小孩子可能更喜欢跑跑跳跳的方式。

涌泉穴是我们身体接地气的穴位，接天气的穴位则是肩颈穴，肩颈穴可以把能量往上提，涌泉穴可以把能量往下带。像有些人浮阳外越，或是头很热，脚很冷，出现这种情况时，我们有两个方法可以把整个上半身的热导到涌泉穴来，一个是灸涌泉，一个是用吴茱萸打粉贴在涌泉穴上，这两种方法都可以达到敛阳、引热下行的效果。

《扁鹊心书》还讲了一些涌泉穴的特殊用法，在此跟大家分析如下：

1. 脚气、脚肿：书上说脚气、脚肿可灸涌泉穴50壮。因为当一个人有脚肿的症状时，表示他有水液代谢的问题，而肾主水，肾经的井穴就是涌泉穴，所以我们可以用灸涌泉穴的方法来改善脚肿问题。

2. 脚没有力、脚麻、脚痛。

3. 下注病。

**"贫贱人久卧湿地，寒邪客于肾经，又兼下元虚损，寒湿下注，血脉凝滞，两腿粗肿，行步无力，渐至大如瓜瓠。方书皆以消湿利水治之，损人甚多，令灸涌泉、三里、承山各五十壮即愈。"**

这段是《扁鹊心书》中卷的《下注病》篇中的内容，意思是说穷苦的人常常只能睡在比较湿的地方，连躺在一块干的地上睡觉的条件都没有，长期下来湿气便进入身体，导致寒湿下注，双脚肿胀，走路越来越没有力气，最后连走都走不动了。很多方书对治这个问题是采用利水祛湿之法，但窦材先生认为利水祛湿损人甚多（相信是因为重症用轻药的效果不好），应该急灸涌泉、足三里、承山各50壮，如此可愈。

下注病一般是身体长期躺在湿地上，导致身体湿重所致。但如今我也能见到很多下注病的患者，双脚肿得走不动了，但他们不是穷人，而是富人，这是为什么呢？因为他们吃了很多西药，如治高血压药，或是防止血液凝结、心血管堵塞的药，这一类药的副作用往往就是水液代谢障碍，导致下肢浮肿，肿到不能走路，脚没有力量，而且腿的皮肤变得非常紧绷，看起来很光滑，像猪脚一样。这种由西药导致的水湿下注，真是让我感慨万千。

这里也顺便跟大家分享一下针刺之法。我的老师倪海厦先生最常用的是三皇穴，三皇穴最早在董氏奇穴中有所提及，是指三阴交、阴陵泉和肾关三穴。但是倪海厦先生一般不用肾关穴，而是用地机穴代替，这三个穴位是倪师祛湿常用穴，除了针刺外，也可以艾灸。

《扁鹊心书》记载的调治水液代谢不利的三个穴位是足三里、承山和涌泉。我在临床采用针灸配合的方式治疗下肢水肿，效果不错。有些人下肢肿成这样，依然坚持吃一些副作用较大的西药，所以我们只能帮他祛湿消肿，让他安然度过几个月，之后再次水肿又回来找我们帮忙，这也是医生的无奈之事。

以上是临床上可以应用涌泉穴的情况，涌泉是补肾阳的三要穴之一，其地位不言而喻。

下面我们列出《扁鹊心书》中所有关于涌泉穴应用的条文。

**【《扁鹊心书》中提到涌泉穴的原文片段】**

● 久患脚气，灸涌泉穴五十壮。

● 涌泉二穴，在足心宛宛中。治远年脚气肿痛，或脚心连胫骨痛，或下粗腿肿，沉重少力，可灸此穴五十壮。

● 一脚气少力或顽麻疼痛，灸涌泉穴五十壮。

● 贫贱人久卧湿地，寒邪客于肾经，又兼下元虚损，寒湿下注，血脉凝滞，两腿粗肿，行步无力，渐至大如瓜瓠。方书皆以消湿利水治之，损人甚多，令灸涌泉、三里、承山各五十壮即愈。

● 下元虚损，又久立湿地，致寒湿之气，客于经脉，则双足肿痛，行步少力。又暑月冷水濯足，亦成干脚气，发则连足心、腿，肿痛如火烙，或发热、恶寒。治法灸涌泉穴，则永去病根，若不灸，多服金液丹亦好。平常药临时有效，不能全除。

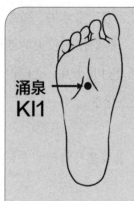

涌泉
KI1

[穴位] 涌泉。

[位置] 足底部，卷足时足前部凹陷处。约当足底第2～3趾趾缝纹头端与足跟后端连线的前1/3折点。《灵枢·本输》："足心也"；《针灸甲乙经》："在足心陷者中，屈足卷指宛宛中"；《针灸玉龙经》："在脚底心，转足三缝中；又以二指至足跟尽处折中是穴"；《针方六集》："卷足第三缝中，与大指本节平等。"

[方法] 直刺0.3～0.5寸，如欲升压以强刺激、久留针、持续或间歇运针为宜。禁直接灸，艾条温灸10～15分钟。常用药物敷贴法。

# 窦师常用要穴：气海穴

气海穴也是非常重要的一个穴位。在四海穴里面有一个气海，那是指膻中穴，但是我们现在讲的气海，是任脉上的气海穴，位于肚脐下一寸半，也就是阴交穴和石门穴之间。取穴方法是把肚脐到耻骨联合上缘分成五等份，阴交位于肚脐往下一等份，石门位于肚脐往下两等份，所以阴交和石门的中点就是气海穴。由于气海穴位于身体正中，所以灸它是很方便的。

气海穴是增强先天之本的穴位之一。我们说到艾灸，一般是同时灸气海、关元二穴。这两者之间还是有一点细微差别的，关元是补气、补血、补阴、补阳的穴位，气血阴阳俱补，又是养生抗老的重要穴位，所以关元更为重要。窦材先生重视关元，就是因为关元是治疗重症和养生保健的要穴。气海一般用于补气，补阳，其补气补阳的力量强，所以我们经常把气海、关元联合使用。倪师曾说，人的阳气是从气海出发，上行三焦油网，达到肺为呼吸，分布于皮毛则为卫气（这个是倪海厦先生引用唐容川先生书中的言论），所以这个气海是气的根源，灸气海就是补气的开始。

气海穴除了补气外，还有消气滞的功能。遇到气滞问题时，治上焦的气滞会用到膻中穴，治中焦的气滞会用到中脘穴，治下焦的气滞会用到气海穴。所以气海是治疗下焦气滞的大穴。

有人不太相信气滞，因为他们看不到气，现代医学也没有气的概念。但是气滞确实是会产生症状的，比如上焦气滞，会出现梅核气的症状，患者会感觉胸口到喉咙之间的位置有个气哽在那里，吞不下去也吐不出来，令人很是烦恼。我曾有个患者得了梅核气，去看西医，但是西医检查了一番也没发现什么问题，还觉得他是神经官能症，叫他去看精神科。他找到我后，我就跟他说是气滞，不难治疗。我用了一个中医专治梅核气的半夏厚朴汤（也可以针刺膻中，稍用泻法）。那位患者服药后，气滞即消，如哽在喉的感觉消失了，前后不过一周而已（在我治疗他之前，他已经治疗好几个月未愈了）。虽然气这个东西看不见、摸不着，令人难以捉摸，但是在临床上是有很多对应症状的。

气海、关元位于肚脐以下到耻骨联合上缘之间这一段之内，这个区域在腹诊也有很特殊的意义。判断一个人身体好不好，可以请他平躺下来，我们用手去按他的气海、关元这一带，如果按起来像按棉花一样松软无力，那这个人是肾气虚（在现代医学来说是指内分泌的质和量都很差），人的老化会比较快；如果按的时候还有一点反弹力，说明这个人的肾气还算足；如果按起来感觉很坚硬，好像有股反弹的力量，表示这个人肾气足，会老得比较慢。这是腹诊的一个技巧，大家可以学起来。

相信读者读到这里，已经掌握了应对肾气虚的办法了。我们一直提倡大家只要发现肾阳虚衰，就要抓紧时间灸关元、气海，《扁鹊心书》从上卷开始，也一直强调灸关元、气海是大病的基本治则。

消渴病的上消就是人感觉老是渴，喝水喝得肚子胀起来，人还感觉渴。这种时候我们就要灸气海了。《扁鹊心书》对于治法的分类比较细，书中认为春天应灸气海，秋天应灸关元。总之，消渴症的患者可以试试用关元灸、气海灸来解决这个问题。

疝气，中医认为是下焦气滞所致，因为气没有办法往上提，到了气陷的程度就会出现疝气。此时，灸气海可以让气提起来。针刺百会穴也是个很好地对治疝气的方法，可以和气海灸搭配使用。我在临床上遇到气陷引起疝气的患者，如果他还处于轻症阶段，我会给他扎百会，灸气海。但如果太严重了，大家可以不必强灸，可以通过现代医学手术的方法，15 分钟就能把那个地方缝一下，然后再让患者回来艾灸关元，针刺百会。患者即使术后恢复了，也要回来调理体质，因为体质没有调好，疝气可能复发，手术疗法只是一种物理手段，起到暂时固定的作用。要根本性治疗疝气，还是得从体质入手。

以上就是气海这个穴位的运用，气海是个大穴，应用得当可救人无数。

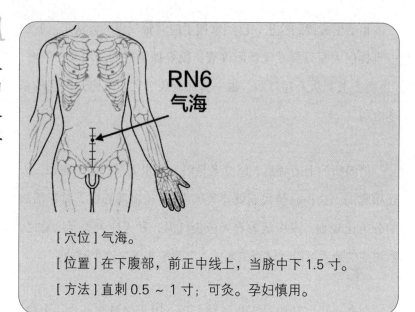

RN6
气海

[穴位] 气海。

[位置] 在下腹部，前正中线上，当脐中下 1.5 寸。

[方法] 直刺 0.5 ~ 1 寸；可灸。孕妇慎用。

以下是《扁鹊心书》中运用气海的条文。

**【《扁鹊心书》中提到气海穴的原文片段】**

● 一上消病日饮水三五升，乃心肺壅热，又吃冷物，伤肺肾之气，灸关元一百壮，可以免死。或春灸气海，秋灸关元三百壮，口生津液。

● 此病由心肺气虚，多食生冷，冰脱肺气，或色欲过度，重伤于肾，致津不得上荣而成消渴。盖肾脉贯咽喉，系舌本，若肾水枯涸，不能上荣于口，令人多饮而小便反少，方书作热治之，损其肾元，误人甚多。正书春灸气海三百壮，秋灸关元二百壮，日服延寿丹十丸，二月之后，肾气复生。

● 由于肾气虚寒，凝积下焦，服草神丹，灸气海穴自愈。

# 窦师常用要穴：巨阙穴

有人问为什么灸法没有像针法一样辨证取穴？主要是因为灸法是从整体论治，只要掌握扶阳的重点穴位就可以解决很多问题。《扁鹊心书》的篇幅很大，提及的内容很多，但是经过我们的梳理后，大家只需要掌握一些重点内容，就能掌握窦材先生的灸法精髓。

这部分要介绍的穴位是巨阙穴。本来巨阙穴的"阙"就跟缺陷、缺失的"缺"是互通的，所以巨阙的意思："巨"是大，"阙"是空了一块，指的是在我们腹部与胸部的交接凹陷处。巨阙穴的位置是在上腹部，前正中线（任脉）上，肚脐上6寸，大概胸骨柄下2寸的地方。巨阙穴是心的募穴，我们前面说过"俞募治疗法"，俞穴是在身体背面两侧的膀胱经一线上，募穴则分布在身体的正面。一般在灸的时候，我们喜欢灸正面，因为躺着比趴着更轻松。

在巨阙穴的运用中，也有与之配伍使用的常用穴位，就是我的老师倪海厦先生在《人纪》中提到的"心三针"。当我们有真心痛，心痛彻背、胸痛彻背、背痛彻胸的时候，可以针刺心三针，分别是天突、关元、巨阙三穴。扎完关元、天突、巨阙之后（三针都在正面），患者的心气会集中在背后的第十椎下，接着把人翻过来，在第十椎下再扎一针，这时候就会看到患者一脸放松的表情。本来心脏绞痛是很难受的，但这样针刺后，人就会变得很轻松。另外，如果小孩子到了七八岁还不讲话，也可以针巨阙穴。因为中医认为这种情况是心气不足导致的，针刺或艾灸巨阙穴都能对治此症。

因为巨阙穴是心的募穴，所以《扁鹊心书》中一般用此穴治疗与神志问题有关的疾病。中医认为心主神志，神志问题是与心脏、心经紧密相关的。

又因为巨阙穴是心之募穴，所以当脚肿的问题是与心脏有关时（心脏搏动的力量不足以把静脉的血回流到心脏而造成脚水肿），除了可以扎三皇穴之外，我们可以再加公孙、内关、巨阙三穴，因为巨阙穴是跟心脏有关系的。

在《扁鹊心书》中，窦材先生使用巨阙穴灸法的几个症状：

1. 鬼邪着人。

**"此证皆由元气虚弱，或下元虚惫，忧恐太过，损伤心气，致鬼邪乘虚而入，令人昏迷，与鬼交通。当服睡圣散，灸巨阙穴二百壮，鬼气自灭，服姜附汤而愈。"**

《扁鹊心书》中卷的《邪祟》篇中说有人忧伤太过，昏迷不醒，这个时候可灸巨阙穴200壮，鬼气自灭，然后再喝点姜附汤即愈。古书多以鬼祟解释一些神志类疾病，对此须辩证看待，其实，这个人会昏迷，不是碰到鬼了，可能是心气弱导致的，所以要灸巨阙穴。

2. 昏迷，睡睡醒醒，要吃不吃，要躺不躺：这是由于思虑过度，心血消耗引起的，可以用巨阙穴治之。

3. 小孩子到了七八岁还不讲话，或是讲话很少，讲话很慢：如果小孩子讲话有点问题，无论是不讲话、讲话少、讲话慢，很多时候都是心气不足的缘故。前面讲过了，心气不足时，针刺或灸巨阙穴都会有帮助。

4. 发风狂，言语无伦：受风了以后乱讲话，这个是心神紊乱导致的。

5. 见鬼：前文在介绍石门穴的时候讲到一个故事，一个大富人家的妇女被鬼附身了（某种神志类疾病），试了各种方法都没有用，窦材先生给她服用睡圣散，再灸巨阙穴50壮，灸石门穴300壮，然后再喝姜附汤，此人在五天内痊愈。

以上是关于巨阙穴的运用。

一个人心气不足时，还可能会有神疑病。神疑病就是想东想西，乱猜，然后会出现幻听，幻视，幻想，以及乱讲话，这病听起来就很可怕了。像这种宛如见鬼似的病患，就灸巨阙穴。在《扁鹊心书》里面，巨阙穴不是补肾阳或补脾阳的大穴，它是作为一个辅助，专门针对各种神智问题。遇到神智问题，窦材先生很喜欢用巨阙穴，后世的针法也确实多运用巨阙穴。《扁鹊心书》

中的案例就很典型，一个有神志问题的人，会整天疑神疑鬼，甚至出现昏迷，但这种昏迷又不是完全昏迷，是有时候清醒，有时候昏昏睡睡的，好像中邪了一样，这种情况就很适合用巨阙穴对治。

巨阙穴是《扁鹊心书》中比较小的穴位，书中有几处提及，我们再次给大家分享其应用之法。

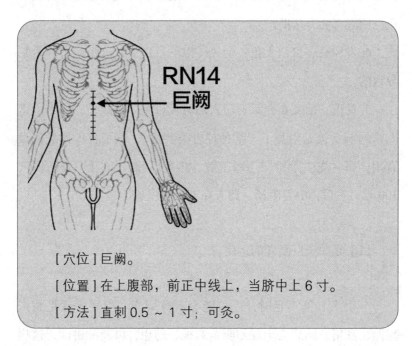

RN14
巨阙

[穴位] 巨阙。

[位置] 在上腹部，前正中线上，当脐中上6寸。

[方法] 直刺0.5～1寸；可灸。

以下是《扁鹊心书》中所有关于巨阙穴应用的条文。

**【《扁鹊心书》中提到巨阙穴的原文片段】**

● 鬼邪着人，灸巨阙五十壮、脐下三百壮。

● 一风狂妄语，乃心气不足，为风邪客于包络也，先服睡圣散，灸巨阙穴七十壮，灸疮发过，再灸三里五十壮。

● 一昏默不省人事，饮食欲进不进，或卧或不卧，或行或不行，莫知病之所在，乃思虑太过，耗伤心血故也，灸巨阙五十壮。

● 此病由于心血不足，又七情六欲损伤包络，或风邪客之，故发风狂，言语无伦，持刀上屋。治法：先灌睡圣散，灸巨阙二三十壮，又灸心俞二穴各五壮，内服镇心丹、定志丸。

● 此证皆由元气虚弱，或下元虚惫，忧恐太过，损伤心气，致鬼邪乘虚而入，令人昏迷，与鬼交通。当服睡圣散，灸巨阙穴二百壮，鬼气自灭，服姜附汤而愈。

● 一贵人妻为鬼所着，百法不效。有一法师书天医符奏玉帝亦不效。余令服睡圣散三钱，灸巨阙穴五十壮，又灸石门穴三百壮，至二百壮，病患开眼如故，服姜附汤、镇心丹五日而愈。

● 一小儿因观神戏受惊，时时悲啼如醉，不食已九十日，危甚，令灸巨阙五十壮，即知人事，曰：适间心上有如火滚下，即好。服镇心丸而愈。

● 一人功名不遂，神思不乐，饮食渐少，日夜昏默已半年矣，诸医不效。此病药不能治，令灸巨阙百壮、关元二百壮，病减半；令服醇酒一日三度，一月全安。盖醺酣忘其所慕也。

## 窦师常用要穴：天突穴

天突穴，这个穴位的作用一般比较局限，是针对那些在天突穴附近的问题，像喉痹、吞咽困难、喉咙痛、咳嗽等。所以，天突穴是属于大穴之外的辅助穴位。虽然说它是辅助穴位，但是运用机会也很多。

天突穴位于身体正面的正中线上，颈根部，胸骨上窝的凹陷中。

天突穴是我的老师倪海厦先生在《人纪》里面提到的"心三针"中的一个，"心三针"分别是关元穴、巨阙穴，以及天突穴。

我刚才说了，天突穴一般是穴位附近病症才会用到的穴位，以咽喉为主。窦材先生运用天突穴灸法的病症包括：

1.喉痹（吞咽困难）。

2.喉咙不舒服。

3.脖子肿大。

4.咳嗽，尤其是寒咳：有一种咳嗽是越冷咳得越严重，比如饮冷水，就会咳得更严重；空气冷，也咳得越严重，这种就是寒咳，非常适合使用天突穴。

5.喘，尤其是寒喘：一般的喘以寒喘为多，就是那些在天气开始冷的时候就喘得很厉害的人，就要灸天突穴。

在《扁鹊心书》中，窦材先生说天突穴一次灸 50 壮，有时候也会配合中脘穴一起灸。因为天突穴是任脉的穴位，在身体正面，便于灸。

天突穴主要用来辅助我们的大穴，比如，如果患者是肾阳虚，我们主要灸的穴位是关元穴、气海穴；如果患者是脾阳虚，我们主要灸的穴位是中脘穴、食窦穴（命关穴），而在灸这些大穴的同时，还可以再加上天突穴。因此，天突穴的使用范围比较宽泛。

本书讲到的大穴一般是固护阳气的，除了这些大穴外，也有一些辅助穴位，天突穴就是其中一个。

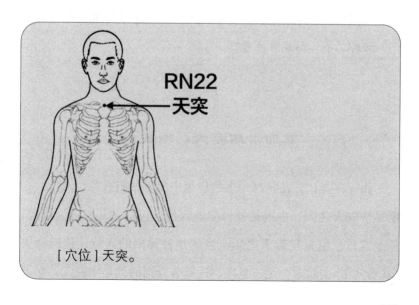

RN22
天突

［穴位］天突。

> [位置] 在颈部，当前正中线上胸骨上窝中央。
>
> [方法] 先直刺 0.2 ~ 0.3 寸，然后沿胸骨柄后缘，气管前缘缓慢向下刺入 0.5 ~ 1 寸；可灸。

以下是《扁鹊心书》中关于天突穴应用的条文。

### 【《扁鹊心书》中提到天突穴的原文片段】

● 一脑疽发背，诸般疔疮恶毒须灸关元三百壮以保肾气。一急喉痹、颐粗、颌肿、水谷不下，此乃胃气虚风寒客肺也，灸天突穴五十壮。

● 一咳嗽病，因形寒饮冷，冰消肺气，灸天突穴五十壮。

● 此证方书名为哮喘，因天寒饮冷，或过食盐物，伤其肺气，故喉常如风吼声，若作劳则气喘而满。须灸天突穴五十壮，重者灸中脘穴五十壮，服五膈散，或研蚯蚓二条，醋调服立愈。

## 窦师常用要穴：中脘穴

我一再强调，在窦材先生的思想中，要扶阳有两组穴位，一组是扶先天之阳，也就是补肾阳的穴位，包括关元穴、气海穴、涌泉穴；一组是扶后天之阳，也就是补脾阳的穴位，包括命关（食窦穴）、中脘穴、足三里穴。这部分介绍的就是中脘穴，它是强化脾阳（后天之本、后天之气）的重要穴位。中脘穴是非常重要的穴位。前文说到"俞募治疗法"是用身体背面的俞穴和身体正面的募穴合起来治疗脏腑问题的一种方法，而中脘穴就是胃之募穴。中脘穴不仅仅是胃的募穴，它还是八会穴之一，中医认为"腑会中脘"，意思是说腑之气的最重要集中点就在于中脘穴。

> 关于中脘穴的这个"脘"字，我要跟大家厘清一下。这个字有些人念 wan，有些人念 guan，其实，这个字的读音是 guan，而它的一般语音是 wan。读音是我们读这个文字时正式的音，而语音则是生活中的日常发音。所以我们念中脘（wan）也可以，念中脘（guan）也可以。

《难经·四十五难》里有八会穴的歌诀："脏会章门，腑会中脘，气会膻中，血会膈俞，筋会阳陵泉，脉会太渊，骨会大杼，髓会绝骨。"

其中脏腑的腑，也就是我们的消化道，腑的交会穴就在中脘。这就是我们认为中脘穴非常重要的原因。"脏会章门"是指脏的交会穴是章门穴，章门穴同时也是脾的募穴；"腑会中脘"是指腑的交会穴是中脘穴，中脘穴同时也是胃的募穴。所以，我们可以看到中脘穴是何等重要，它的应用也非常广泛。

除了在《扁鹊心书》中常提到中脘穴的应用外，现代针刺中也会经常用到中脘。

针法与灸法的主要区别是什么？整体而言，针法偏泻，灸法偏补。因此，遇到消化道的问题时，我们可以依据疾病的虚实来决定用哪种方法。如果大家感觉胃脘、肠道不舒服，按下去又觉得有所缓解，这种一般就是虚证；按下去感觉更痛，那一般就是实证。虚证需要补，补就用灸法；实证需要泻，泻就用针法。大家可以根据这个简单的方法判断何时宜针，何时宜灸。另外，像心下动悸（胃的动悸），以及咳喘，我们也是使用灸法。

中脘在《扁鹊心书》中被提及多次，它不仅是补脾阳的大穴，还有很多其他特殊用法。以下是书中用到中脘的对应症状：

1. 拉肚子：下利、水泄、霍乱等，"腑会中脘"表示消化道的问题可以用中脘穴处理，所以当患者在拉肚子的时候，可以灸中脘穴。

2. 心下痞："心下"就是胃，"痞"就是不舒服，所以心下痞就是指胃觉得不舒服。我们把讨厌的人叫"痞子"，同样的道理，心下痞的意思就是心下不舒服。因为胃在心脏的下面，所以叫心下。心下痞一般是胃肠道的问题，还是可以用灸中脘穴来解决。

3. 腹胀：腹胀就是肚子胀起来。腹胀的时候也可以用灸法在中脘穴上灸，不过有时候也要根据病情的虚实来决定用针法还是灸法。

4. 呕吐。

5. 小孩子惊厥：小孩子惊厥指的是有些小孩子白天玩得太高兴了，然后被人不小心吓到，导致晚上会有受惊害怕的现象。这时候我们可以灸中脘穴，他就会缓和过来。

6. 昏倒、昏厥：昏倒后除了一般的急救之外，我们也会灸中脘，有助于患者恢复。

7. 下肢无力：脚没有力，一般来说就是肌肉无力，而脾主肌肉，所以是脾胃的问题，也可以灸中脘穴。

8. 背部僵硬：背部僵硬为什么灸身体的正面呢？因为任脉与督脉是相通的，所以灸中脘穴对于背部僵硬也是会有帮助的。同时背部肌肉僵硬的治疗思路还用到了"脾主肌肉"这个观念。

9. 全身的肌肉痉挛、肌肉抽搐：这在前面提到过了，因为脾主肌肉，所以全身的肌肉痉挛、肌肉抽搐的问题，也可以在中脘穴上做灸法。在《扁鹊心书》里面就有提到很多肌肉抽搐、肌肉痉挛的问题，都是用到中脘穴。

10. 视线模糊：窦材先生认为视线模糊的时候，也可以灸中脘穴，因为增强脾胃功能后，生血就会比较快，生血快，肝血足的话，眼睛就会舒服。所以灸中脘穴可以改善视力，这些都是古人临床积累得来的经验。

11. 产后血晕：产后因为失血多，妇女会晕眩。这时候我们要灸中脘穴，就是补脾胃，强脾阳，脾阳一旦起来，造血能力就变强。而且产后身体虚，虚则要补，就得用灸法。

以上就是中脘穴的运用，我们可以看到虽然中脘穴作为补脾阳是大穴之一，但它本身也有很多其他的特殊用法。

一个人要神采奕奕，消化功能就要好，灸中脘穴可以增强消化道功能，中脘是养生大穴，再配合其他的穴位一起调养，可以达到养生抗老的目的。

中脘位于脐上4寸，但其实脐上4寸比较不容易定位，我的老师倪海厦先生使用的定位法是比较简单的，他是先找到心蔽骨（胸骨剑突），也就是在我们的胸骨体下端，那个点到神阙（肚脐）连线的中点就是中脘穴的位置。这种取穴方法会相对容易一些。

上点：胸骨体的下端。

下点：肚脐（神阙穴）。

中点：中脘穴。

以下列出在《扁鹊心书》中关于中脘穴应用的条文。因为对治的症状比较多，所以在之后我们也把书中所有提到的对治症状做分类。

**【《扁鹊心书》中提到中脘穴的原文片段】**

● 气厥、尸厥，灸中脘五百壮。

● 急慢惊风，灸中脘四百壮。

● 产后血晕，灸中脘五十壮。

● 妇人无故风搐发昏，灸中脘五十壮。

● 肾虚面黑色，灸脐下五百壮。呕吐不食，灸中脘五十壮。

● 治两目眊眊不能视远，及腰膝沉重，行步乏力，此证须灸中脘、脐下，待灸疮发过方灸此穴，以出热气自愈。

● 一霍乱吐泻，乃冷物伤胃，灸中脘五十壮，若四肢厥冷，六脉微细者，其阳欲脱也，急灸关元三百壮。

● 一疟疾乃冷物积滞而成，不过十日、半月自愈。若延绵不绝乃成脾疟，气虚也，久则元气脱尽而死，灸中脘及左命关各百壮。

● 一尸厥不省人事，又名气厥，灸中脘五十壮。

● 伤寒六脉浮紧，呻吟不绝，足指温者，阳也；忌服凉药，恐变为阴，害人性命。至六日发烦躁，乃阴阳换气，欲作汗也，服当归茯苓散，汗出而愈。六脉紧大，或弦细，不呻吟，多睡耳聋，足指冷，肢节痛，发黄，身生赤黑靥，时发噫气，皆阴也，灸关元三百壮，服金液丹、姜附汤，过十日半月，出汗而愈。若不早灸，反与凉药者，死。若吐逆而心下痞，灸中脘五十壮。若微微发颤者，欲作汗，服姜附汤而愈。若少年壮实之人，伤寒至五六日，发狂逾垣上屋，胃中有积热也，服大通散，轻者知母散亦愈。

● 阳明燥金内属于胃，六脉浮紧而长，外证目痛发热，手足温，呻吟不绝，服当归柴胡汤、平胃散。仲景反言热深厥亦深，此误也。若果发昏厥，两目枯陷不能升者，急灸中脘五十壮，渐渐省人事，手足温者生，否则死。

● 伤寒瘥后，饮食起居劳动则复发热。其候头痛、身热、烦躁，或腹疼，脉浮而紧，此劳复也。服平胃散、分气丸，汗出而愈。若连服三四次不除者，此元气大虚故也，灸中脘五十壮。

● 由饮食失节，损其脾气，轻则头晕发热，四肢无力，不思饮食，脉沉而紧，服来复、全真及平胃散；重者六脉浮紧，头痛发热，吐逆、心下痞，服荜澄茄散、来复、全真而愈。若被庸医转下凉药，重损脾气，变生他病，成虚劳臌胀泄泻等证，急灸中脘五十壮，关元百壮，可保全生，若服凉药速死。

● 霍乱由于外感风寒，内伤生冷，致阴阳交错，变成吐泻，初起服珍珠散二钱即愈，或金液丹百粒亦愈。如寒气入腹，搏于筋脉，致筋抽转，即以瓦烧热纸裹烙筋转处，立愈。若吐泻后，胃气大损，六脉沉细，四肢厥冷，乃真阳欲脱。灸中脘五十壮，关元三百壮，六脉复生，不灸则死也。

● 此因饮食失节，损及脾胃，致元气虚脱，令头昏脚弱，四肢倦怠，心下痞闷，午后发热，乃元气下入阴分也，服全真丹、荜澄茄散，三月而愈。若服滋阴降火凉药，其病转甚，若俗医用下药，致病危笃，六脉沉细，灸中脘五十壮，关元一百壮，可保，迟则脾气衰脱而死。

● 一人慵懒，饮食即卧，致宿食结于中焦，不能饮食，四肢倦怠，令灸中脘五十壮，服分气丸、丁香丸即愈。

●《素问》云：五络俱绝，形无所知，其状若尸，名为尸厥。由忧思惊恐，致胃气虚闭于中焦，不得上升下降，故昏冒强直，当灸中脘五十壮即愈。此证妇人多有之，小儿急慢惊风亦是此证，用药无效，若用吐痰下痰药即死，惟灸此穴，可保无虞。令服来复丹、荜澄茄散而愈。

●《素问》论疟而无治法，《千金》虽传治法，试之无效。凡人暑月过啖冷物，轻则伤胃，重则伤脾。若初起先寒后热，一日一发，乃胃疟也，易治。或吐，或下，不过十日而愈。扁鹊正法，服四神丹，甚者灸中脘穴三十壮愈。

● 皆由郁火停痰而作，饮食生冷填于阳明、太阴分野，亦能作病，宜全真丹。若胃口寒甚，全真丹或姜附汤不愈，灸中脘七十壮。若脾心痛发而欲死，六脉尚有者，急灸左命关五十壮而苏，内服来复丹、荜澄茄散。若时痛时止，吐清水者，乃蛔攻心包络也，服安虫散。

若卒心痛，六脉沉微，汗出不止，爪甲青，足冷过膝，乃真心痛也，不治。

● 此证方书名为哮喘，因天寒饮冷，或过食盐物，伤其肺气，故喉常如风吼声，若作劳则气喘而满。须灸天突穴五十壮，重者灸中脘穴五十壮，服五膈散，或研蚯蚓二条，醋调服立愈。

● 凡人患头痛，百药不效者，乃肾厥。服石膏丸、黑锡丹则愈，此病多酒多色人则有之。

● 有胎痫者，在母腹中，母受惊，惊气冲胎，故生子成疾，发则仆倒，口吐涎沫，可服延寿丹，久而自愈。有气痫者，因恼怒思想而成，须灸中脘穴而愈。

● 凡无故昏倒，乃胃气闭也，灸中脘即愈。

● 风木太过，令人发搐，又积热蓄于胃脘，胃气瞥闭，亦令卒仆，不知人事。先服碧霞散吐痰，次进知母黄芩汤，或青饼子、朱砂丸皆可。若脾虚发搐，或吐泻后发搐乃慢惊风也，灸中脘三十壮，服姜附汤而愈。

● 小儿吐泻因伤食者，用珍珠散；因胃寒者，用姜附汤，吐泻脉沉细，手足冷者，灸脐下一百五十壮；慢惊吐泻灸中脘五十壮。

以下是把《扁鹊心书》中所有提到中脘穴对治的症状做分类，以便于大家掌握其适应证：

## 【症状分类一览】

【整体体质】体力差、体质虚弱。

【疾病状态】大病之后。

【热】午后发热。

【饮食】食欲不振。

【大便】下利、腹泻、水泻霍乱。

【胃及消化】食积心下痞，胃寒有痰。

【腹】腹胀。

【吐】呕吐－以酸水为多、胃寒。

【咳喘】气喘、哮喘。

【产】产后血晕。

【更年期问题】潮热。

【情绪】心惊。

【神智】癫痫、昏迷不醒。

【下肢】膝盖疼痛。

【背腰】腰痛。

【全身】四肢无力、四肢抽搐、肌肉无力、肌肉抽搐、肌肉痉挛。

【头】头痛。

【面】面色暗、面色黑。

【眼】视线模糊。

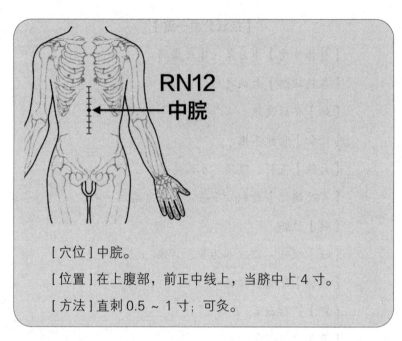

[穴位] 中脘。

[位置] 在上腹部，前正中线上，当脐中上 4 寸。

[方法] 直刺 0.5 ~ 1 寸；可灸。

## 窦师常用要穴：中府穴

《扁鹊心书》中讲到的辅助穴，一般是在病症处就近取的穴。这部分要介绍的中府穴就是属于辅助的穴位。有上过针灸学课程的人都要背经穴歌"中府云门天府诀，侠白尺泽孔最存"，经穴歌是从肺经起头，肺经的第一个穴位就是中府穴，所以它是我们最开始接触到十二经络时的第一个穴位，很有亲切感。

中府穴的取穴方式有好几种，一般我们会先找到云门穴。云门穴就是在我们的正中线旁开 6 寸，锁骨下方的凹陷处，那个凹洞就是云门穴。找到云门穴后往下一个肋间（一寸半的距离，也有人说1寸6分），在第二肋间的地方就是我们的中府穴。

既然中府穴本身是肺经的穴位，与肺部问题自然就有很大关系，比如会应用于咳喘等病。《扁鹊心书》中有关中府穴的应用如下：

1.胸口冷：胸口冷的时候，可灸中府穴。中府穴位于肺经上，肺在上焦，所以胸口冷的时候，我们会灸中府穴。

2.食欲不振：中府距离脾经很近，尤其是距离食窦穴（命关），所以在灸中府穴的时候，热力会慢慢发散出去，进而影响到旁边的穴位，所以对食欲不振也是有帮助的。

3.膏肓痛：膏肓穴位于膀胱经的第二线上，它被肩胛骨盖住了，所以要取膏肓穴时，必须要两手在胸前合抱，背后的膏肓穴才会露出来。这个地方很容易酸痛，很多人都有膏肓穴痛的问题。我的老师倪海厦先生遇到膏肓痛是采用放血的方式，即在膏肓穴放血。然而，我们也可以做灸法，但不是灸膏肓本身，而是灸中府，中府灸可以缓解膏肓穴的疼痛，这是中府穴用法上比较特别的地方。膏肓痛是临床上一个非常棘手的问题，中医处理膏肓痛的时候，不仅可以用针法，也可以用灸法，尤其是针完之后，再配合中府灸，这个热传递上来后，患者的膏肓痛也会得到舒缓。

4.胸腹闷胀：身体的正面，从肚子到胸口，尤其是我们上焦、中焦这一带，只要有痞闷、气胀、气滞这种问题，窦材先生常用中府穴治之。

5.着恼病：着恼病指的是一个人忧伤、烦恼、气不顺的情况，也可以灸中府穴。

以上就是中府穴的运用，是比较好掌握的。

以下我们先列出在《扁鹊心书》中关于中府穴使用的条文，之后再把其中提到的对治症状做分类。

### 【《扁鹊心书》中提到中府穴的原文片段】

● 一肺寒胸膈胀，时吐酸，逆气上攻，食已作饱，困倦无力，口中如含冰雪，此名冷劳，又名膏肓病。乃冷物伤肺，反服凉药，损其肺气，灸中府二穴各二百壮。

● 一人每饭后饮酒，伤其肺气，致胸膈作胀，气促欲死，服钟乳粉、五膈散而愈。若重者，灸中府穴亦好。服凉药则成中满难治矣。

● 此证方书多不载，人莫能辨，或先富后贫，先贵后贱，及暴忧暴怒，皆伤人五脏。多思则伤脾，多忧则伤肺，多怒则伤肝，多欲则伤心，至于忧时加食则伤胃。方书虽载内因，不立方法，后人遇此皆如虚证治之，损人性命。其证若伤肝脾则泄泻不止，伤胃则昏不省人事，伤肾则成痨瘵，伤肝则失血筋挛，伤肺则咯血吐痰，伤心则颠冒，当先服姜附汤以散邪，后服金液丹以保脾胃，再详其证而灸之。若脾虚灸中府穴各二百壮，肾虚灸关元穴三百壮，二经若实，自然不死。后服延寿丹，或多服金液丹而愈，凉药服多，重损元气则死。

● 人因七情六欲，形寒饮冷，损伤肺气，令人咳嗽，胸膈不利，恶寒作热，可服全真丹。若服冷药，则重伤肺气，令人胸膈痞闷，昏迷上奔，口中吐冷水，如含冰雪，四肢困倦，饮食渐减，此乃冷气入于肺中，侵于膏肓，亦名冷劳。先服金液丹，除其寒气，再用姜附汤十日可愈，或服五膈散、撮气散，去肺中冷气，重者灸中府三百壮可愈。

以下是把《扁鹊心书》中关于中府穴的对治症状做分类，以便于大家掌握其适应证：

### 【症状分类一览】

【寒】四肢厥冷、手脚冰冷、胸口冷。

【饮食】食欲不振。

【腹】腹胀。

【其他】胀满、气积于胸中、膏肓痛。

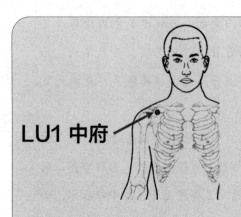

LU1 中府

[ 穴位 ] 中府。

[ 位置 ] 胸前壁外上方，前正中线（华盖）旁开6寸，与第1肋间隙相平的凹陷处。当肩胛骨喙突内下方，第2肋外缘，上距云门1寸。

[ 方法 ] 略向外方斜刺0.5～1寸，注意不要伤及腋动、静脉和臂丛神经干。不可向内侧肋间隙方向深刺，以免误入胸腔损伤肺脏。艾炷灸3～5壮，艾条灸10～15分钟。

## 窦师常用要穴：足三里穴

这部分出场的穴位是一个王牌大穴位——足三里穴。我们前面讲过，足三里穴是补后天之气（脾阳）的重要穴位之一，这个穴位大有来头，它是我们胃经的合穴，又是胃经的本穴，因为足三里穴是一个属性为土的穴位，符合胃经本身的属性，所以它是本穴。关于足三里穴的重要性，只要学过针灸的同学都知道，它在重症治疗中扮演着一个非常重要的角色，也就是补胃气的角色。有胃气则生，无胃气则死。胃气的有无决定着一个人能否被救活。足三里是补胃气的第一大穴，非常重要。

足三里在我们脚上，脚是人类的第二心脏，当足三里得到源源不绝的能量，脚就有力量，脚有力量，心脏就轻松，心脏轻松了，血压就不会太高，人就可以健康地活到老，所以说足三里是养生保健的大穴，就是从此而来的。

当脚没有力的时候，就要灸足三里。足三里之所以被称为"足三里"，是因为传说只要一灸这个穴位，就立马可以多走三里路。在古代，要出远门的人，确实常常会灸足三里，这样他们的脚就会很有力，很能走。足三里在《扁鹊心书》中也有举足轻重的地位。

我的老师倪海厦先生在《人纪》里面讲到足三里时，说它最重要的是可以增强患者的胃气。读者可能会觉得这句话听起来没有多大的震撼性，但医者就能体会到其中的含义。因为当你在面对急危重症的患者时，最重要的就是判断患者的胃气在不在。只要胃气在，生命就可能得到延续，人就还能坚持住，此时如果不断地灸足三里补胃气，就能争取到更多抢救时间。

另外，我的老师倪海厦先生还说灸足三里可以预防二次中风。我在临床中常遇到二次中风的患者，他们一开始是小中风，觉得手脚有点不利落，半身有点麻痹，就去医院看医生了。本来只是小中风，结果到了医院，隔了一两天，甚至在一天内，便二次中风了，而且情况比较严重，颅内出血变多，血管整个爆开，变成真正的半身不遂，这就是二次中风。因此，当遇到中风患者时，我们要马上急救，不论是针刺，还是用外治法，先把人救过来，然后再急灸足三里！因为足三里是预防二次中风的大穴，这一点大家一定要记在心里。当你有轻微中风的时候不要忘了，赶快多灸足三里，二次中风的概率就会减小。有些人在轻微中风后被送到医院，但医生没注意给患者保暖，或者过度输液，导致患者的阳气耗失得非常快，身体一寒就很容易发生二次中风。如果有患者轻微中风到我们的诊所就诊，我们会马上艾灸足三里。这是非常重要的，在这里跟大家强调一下。

足三里不仅是增强后天之气、后天之本（脾阳）的重点穴位之一，还有很多其他特殊用法值得我们学习。在《扁鹊心书》中，足三里除了用于补脾阳之外，还有以下用法：

1. 全身水肿、四肢水肿：只要是与水液代谢有关的问题，都可以用到足三里。因为脾主湿，即脾胃是调节我们身体水湿的重要脏腑。如果大家的水液代谢功能不好，身上湿气很重，那就表示脾阳不足，而足三里可以补足我们的脾阳，可以增强水液代谢的能力。

2. 谵语：有些人乱说话，神志慌乱不清，也可以用足三里，这个是在《扁鹊心书》中有特别讲到的。

3.下注病：前文说过，下注主要就是寒湿下注，寒气与水湿，往下焦、下肢走，此时人的血脉会凝滞，两腿粗肿，步行无力。在《下注病》篇中，窦材先生提到很多方书治疗此病是用消湿利水的思路，结果效果都不好，他说这时灸涌泉穴、足三里穴、承山穴各50壮可愈。这三个穴位配伍施治可以调节寒湿下注的问题，包括脚浮肿、走路越来越困难、步行无力等症状。

4.妄语：妄语多是心气不足，窦材先生认为除了灸巨阙之外，还可以再灸足三里。

5.视线模糊：当一个人脚没有力，步行都有困难的时候，常常伴随着眼睛的视力模糊，这时候可以灸足三里。

足三里是一个大的气穴，而这个气指的是脾气。足三里又是补脾阳的穴位，当我们的脾阳被补足的时候，身体的后天之气就强，吸收能力就会变强，气血就补充得快，身体就会逐渐强壮起来，所以足三里是强身健体的大穴。《扁鹊心书》的精神内核是补阳，补脾阳（后天之阳）是重点之一，所以可以通过灸足三里这个穴位达到强身健体、补充身体能量的目的。因此，有事没事多灸足三里，这也是现在很多人的一个共识，它是除了关元灸之外，最常被应用的穴位。不过足三里位于腿部，艾炷不便放在腿上，我们艾灸足三里时可以借助一些设备，如小型的灸盒，可以绑在腿上面，或是热敷袋也可以。艾灸或热敷我们的足三里，都能补充身体的能量。

当然在针法部分，足三里也有非常多的运用，但是我们这本书是讲灸法，就不再说太多有关针法的部分了。

在很多书上也都有列出灸足三里的作用，但并不是说灸足三里就能治好那些症状。艾灸的基础原理是通过补充患者身体的能量，让其身体主动对身上缺失部分做出自我调节，这才是灸足三里能治很多病的原因。

以上我们所举的例子不过是足三里功用的一部分，事实上还有更多，都是因为足三里能让我们的身体能量足，而有余力去解决、修复一些能量不足的地方。对这个关键知识如果清楚了，就可以利用足三里来治病。但不是说足三里什么病都能治，它的功效只是补身体之能量不足，其他修复都是身体在做，这个观念非常重要。

以下是《扁鹊心书》中所有关于足三里应用的条文，之后我们会把其中提到的对治症状做分类。

**【《扁鹊心书》中提到足三里穴的原文片段】**

● 三里二穴在膝眼下三寸，骨外筋内宛中，举足取之。治两目昏昏不能视远，及腰膝沉重，行步乏力，此证须灸中脘、脐下，待灸疮发过方灸此穴，以出热气自愈。

● 一风狂妄语，乃心气不足，为风邪客于包络也，先服睡圣散，灸巨阙穴七十壮，灸疮发过，再灸三里五十壮。

● 一中风病方书灸百会、肩井、曲池、三里等穴多不效，此非黄帝正法。灸关元五百壮，百发百中。

● 贫贱人久卧湿地，寒邪客于肾经，又兼下元虚损，寒湿下注，血脉凝滞，两腿粗肿，行步无力，渐至大如瓜瓠。方书皆以消湿利水治之，损人甚多，令灸涌泉、三里、承山各五十壮即愈。

以下是把《扁鹊心书》中足三里对治的症状做分类，以便于大家掌握其适应证：

### 【症状分类一览】

【肿】水肿、全身水肿、四肢水肿。

【神志】谵语。

【下肢】下肢无力、膝盖无力。

【眼】视线模糊。

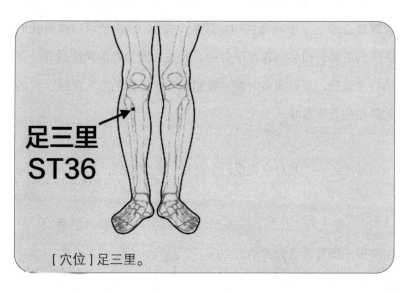

足三里
ST36

[穴位] 足三里。

[位置]小腿前外侧，外膝眼（犊鼻）下3寸，胫骨前缘外一横指（中指）处，当胫骨前肌中。《灵枢·本输》："膝下三寸，骨外。"《针灸资生经》："每以大拇指、次指圈其膝盖，以中指住处为穴，或以小指住处为穴，皆不得真穴所在也……盖在膝髌下，侠大筋中也。则是犊鼻之下三寸，方是三里。不可便从膝头下去三寸为三里穴也。若如今人之取穴，恐失之太高矣。"《循经考穴编》："须于骨外容侧指许。"

[方法]直刺1～2寸。艾炷灸5～7壮，艾条灸10～20分钟。

## 窦师常用要穴：各脏腑俞穴

这部分要讲到的是各个背俞穴的用法。背俞穴在脊椎两侧的膀胱经一线上（中间脊柱的位置就是督脉），这个可以说是我们灸法的王牌，很多问题都跟背俞穴有关，因为背俞穴统领着全身的各个脏腑，所以很多时候，我们做各个脏腑的俞穴灸法，它的效果往往会非常好。

膀胱经一线是对应着我们全身每一个脏腑的，其歌诀是：

"一是大杼二风门，三是肺俞四厥阴，心五督六膈俞七，肝胆脾胃三焦肾，气大关小膀中白。"

整个膀胱经一、二线连接着我们身体的所有脏腑，所以说它是王牌。窦材先生也经常使用俞穴，不过，他还是以补肾阳和脾阳为主的，而且他大部分都是取身体正面的穴位，因为躺着艾灸比趴着艾灸舒服。但是当必须调动全身脏腑之阳、增强全身脏腑之阳之时，也不得不艾灸背俞穴了。在背俞穴中，窦材先生特别看重对应五脏的穴位，心、肝、脾、肺、肾五脏对应心俞、肝俞、脾俞、肺俞、肾俞五穴，用灸法来调理这五脏的背俞穴有很大作用。这五个背俞穴都有它们各自特殊的用法，这在《扁鹊心书》里面也都有提到。以下我们就一个个来看：

### 1. 心俞

窦材先生说治疗心脏的问题可以灸心俞穴。心脏的问题主要有两个方面，一个是阳的问题，一个是阴的问题。其中，心阳出现的一些问题可以用灸法。心俞的运用范围包括：

（1）心阳不足。

（2）水气凝心（心包为水、气所凝，水气凝心也就是心包积液过重）。

（3）心血不足。

《扁鹊心书》中讲到心俞的用法大概是以上三项。

### 2. 肝俞

窦材先生主要用肝俞来排出人体身上的毒气。如果人处在湿热的地方，风湿重，毒气入心，这个时候脸色会泛黑，他便会艾灸背俞穴中的肝俞。艾灸肝俞的用意就是去毒，尤其是去肝经之毒。肝本身有排出毒素的功能，在现代医学也是这么说，肝每天要代谢掉身上的毒，所以艾灸肝俞可以加强肝的功能，也就能加强人体的排毒作用。

### 3. 肺俞

肺俞主治咳喘。在关于肺的诸多问题之中，最大的表现就是咳喘，只要有咳喘的问题，往往跟肺有很大的关系。肺病咳喘时用肺俞穴治疗，这个是非常合理的。

### 4. 脾俞

脾有祛湿的功能，所以我们灸脾俞就是为了祛湿的。而且窦材先生在强调要补脾阳的时候，他通常都灸正面的穴位，但如果需要用到背面的穴位，脾俞是最好的一个选择。

### 5. 肾俞

肾俞就是负责全身的水液调度，水之为患就要用肾俞。当患者出现面色黧黑，即脸色黑暗、没有光泽的时候，窦材先生就会用到肾俞。

窦材先生是用背俞穴调理一个大概方向。他用身体正面的穴位补脾阳、补肾阳，当使用到背面的背俞穴时，就可以对应个别脏腑。

当然我们在前面也讲过，人体的整个背俞穴跟身上的每个脏腑都有关联，所以在做补法，尤其是补阳的时候，我们可以配合患者在各个经络的表现来决定灸哪些背俞穴。

关于背俞穴的灸法，近代有大通灸，就是灸整个背部，进而增强体内所有的阳。这种灸法因为器具的进步而变得容易操作，其实在古代要做全背灸是非常不容易的。要灸整个背，古代的人必须在患者背后面摆一整排的姜片，全部都放上艾炷，还要一直不停地换艾炷，要做一次都很难。其实，有条件做一次大通灸是很好的，这能补全身脏腑之阳气，而且效果还不错。但是，《扁鹊心书》中说如果做这种很大的灸法，有些人的热会往上冲，这时我们要引热下行，窦材先生建议再灸一下足三里，但我的老师倪海厦先生建议直接针刺足三里。在足三里针刺或艾灸可以把热能往下带，带到下焦，这样就不怕上火了。所以如果要做比较长时间或比较大面积的灸法的时候，我们会在足三里扎一针做个泻法，把热往下带。做背俞穴的灸法时，也可以这么做，尤其是全背的灸法时，更需要如此。做一次大通灸，整个人的精神和阳气都不一样了！但一定要记得引热下行，这是一个重要的概念。

除了五脏的背俞穴之外，后背还有一个腰俞穴，窦材先生在《扁鹊心书》中也有提到。腰俞是用来治风寒湿所造成的腰痛的穴位。它是比较少数且特殊的一个穴位，是一个近取辅助穴位。

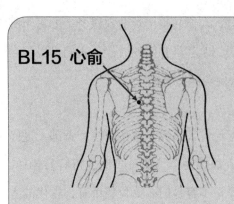

[穴位] 心俞。

[位置] 在背部，当第 5 胸椎棘突下，旁开 1.5 寸。

[方法] 斜刺 0.5 ~ 0.8 寸。

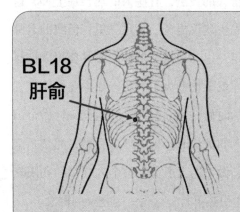

[穴位] 肝俞。

[位置] 在背部，当第 9 胸椎棘突下，旁开 1.5 寸。

[方法] 斜刺 0.5 ~ 0.8 寸。

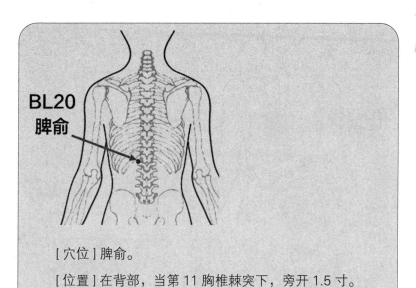

**BL20**
**脾俞**

[穴位]脾俞。

[位置]在背部，当第11胸椎棘突下，旁开1.5寸。

[方法]斜刺0.5～0.8寸。

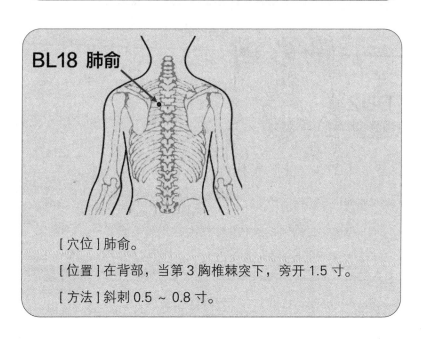

**BL18 肺俞**

[穴位]肺俞。

[位置]在背部，当第3胸椎棘突下，旁开1.5寸。

[方法]斜刺0.5～0.8寸。

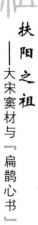

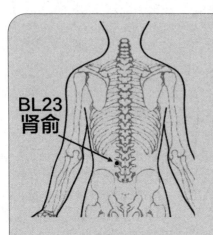

**BL23**
**肾俞**

[穴位] 肾俞。

[位置] 在腰部，当第2腰椎棘突下，旁开1.5寸。

[方法] 直刺0.5～1寸。

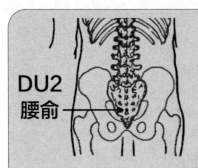

**DU2**
**腰俞**

[穴位] 腰俞。

[位置] 在骶部，当后正中线上，适对骶管裂孔。

[方法] 向上斜刺0.5～1寸；可灸。

## 【《扁鹊心书》中提到背俞穴的原文片段】

● 一疠风因卧风湿地处，受其毒气，中于五脏，令人面目庞起如黑云，或遍身如锥刺，或两手顽麻，灸五脏俞穴。先灸肺俞，次心俞、脾俞，再次肝俞、肾俞，各五十壮，周而复始，病愈为度。

● 此证皆因暑月仰卧湿地，或房劳后，入水冒风而中其气。令人两目壅肿，云头斑起，或肉中如针刺，或麻痹不仁，肿则如痛疽，溃烂筋骨而死。若中肺俞、心俞，名曰肺癫易治，若中脾、肝、肾俞。名曰脾肝肾癫难治。世传医法，皆无效验。黄帝正法：先灸肺俞二穴，各五十壮，次灸心俞，次脾俞，次肝俞，次肾俞，如此周而复始，全愈为度。内服胡麻散，换骨丹各一料。然平人止灸亦愈，若烂见筋骨者难治。

● 一人遍身赤肿如锥刺，余曰：汝病易治。令灸心俞、肺俞四穴各一百壮，服胡麻散二料而愈。但手足微不随，复灸前穴五十壮，又服胡麻散二料全愈。

● 一人病疠证，须眉尽落，面目赤肿，手足悉成疮痍。令灸肺俞、心俞四穴各十壮，服换骨丹一料，二月全愈，须眉更生。

● 此病由于心血不足，又七情六欲损伤包络，或风邪客之，故发风狂，言语无伦，持刀上屋。治法：先灌睡圣散，灸巨阙二三十壮，又灸心俞二穴各五壮，内服镇心丹、定志丸。

● 一久嗽不止，灸肺俞二穴各五十壮即止。若伤寒后或中年久嗽不止，恐成虚劳，当灸关元三百壮。

● 肾俞二穴在十四椎两旁各开一寸五分。凡一切大病于此灸二三百壮。盖肾为一身之根蒂，先天之真源，本牢则不死，又治中风失音，手足不遂，大风癞疾。

● 一人面上黑肿，左耳下起云紫如盘蛇，肌肉中如刀刺，手足不知痛。询其所以，因同僚邀游醉卧三日，觉左臂黑肿如蛇形，服风药渐减，今又发。余曰：非风也，乃湿气客五脏之俞穴。前服风药，乃风胜湿，故当暂好，然毒根未去。令灸肾俞二穴各百壮，服换骨丹一料，全愈，面色光润如故。

● 腰俞二穴，在脊骨二十一椎下。治久患风腰疼，灸五十壮。

● 一寒湿腰痛灸腰俞穴五十壮。


## 窦师常用要穴：其他用穴

窦材先生在《扁鹊心书》里面用到的所有穴位，扣除掉我们前面已经讲过的很多大穴和背俞穴，剩下的穴位是应用范畴比较小的穴位，但它们的用途往往是比较特别的，一般来说都是对病症的就近取穴，我将在此给大家做一个整理。

我在前文说会把《扁鹊心书》里所有穴位逐个统计、整理出来并加以分析，等本部分讲解完毕后，《扁鹊心书》的穴位就分析完毕了。

（附录中有附上《扁鹊心书》病症各论的分类整理，供大家参考。）

虽然以下这些穴位在《扁鹊心书》中所占的篇幅比较少，不是大穴，可是有需要用到的时候，也是非常好用的，下面我们就逐个分析：

1. 脑空穴

脑空穴是胆经的穴位，位于我们的后脑勺，它很接近风池穴，可以用来治风寒造成的偏头痛。另外，当视力越来越衰退的时候，窦材先生也会灸脑空穴。这是一个近取穴，以现代的头针理论来说，我们后脑勺有一个区域叫眼区，大概就在眼睛的正后方投射到后脑勺上相对的位置上，也就是在脑空穴附近。大家可以在这个区域用手按按看，会有一个痛点，那个地方跟我们的眼睛相关，有时候遇到眼睛有问题，我们就会直接在那里扎一针，扎完眼睛便亮起来。窦材是用灸法灸脑空穴，我们也可以使用针法，对于视力衰退甚至快要失明的情况都有帮助。快要失明通常跟阳的不足有关系，所以用灸法是有道理的。

## 2. 目窗穴

目窗穴也是胆经的穴位，它位于身体的正面，发际正中直上1.5 寸，旁开 2.25 寸处。这个穴位也是拿来治风寒、感冒、偏头痛及眼睛问题的。一般来说，如果是要对治视力相关问题的话，对目窗和脑空都会灸同侧。这两个穴位的功用很相近，而且都是胆经的穴位。

## 3. 承山穴

承山穴也是很有名的穴位，我们说它可以承受一座山，所以称为承山穴。这个穴的用途非常大，首先是可以缓解腰背痛，其次它可以辅助脚无力的治疗，例如老人家脚没有力的时候就可以灸承山穴。小腿要支撑起整个身体的重量，所以当我们灸承山穴时，小腿的力量就能被加强，从而使脚变得有力，真是穴如其名啊！另外，湿气重也可以灸承山穴，其实像刚刚提到的脚无力很多都是因为湿气重导致的，像以前的人在晚上出去，特别是老人家，脚外感风寒后变得没有力量，不能够走路，遇到这种情形，就可以艾灸承山穴。承山穴的取穴方法也很简单，它就位于小腿肚后方的正中央。

## 4. 地仓穴

地仓穴位于脸上，嘴的旁边。它是用来治口眼㖞斜的，也就是面瘫。口眼㖞斜很多时候不见得是心血管或脑血管的问题，也有可能是外感风寒所致。如果是外感风寒，可以喝葛根汤，这是我临床的经验。因为葛根汤可以放松肌肉，且归阳明经的，药性可循行上脸部，所以非常适合。在地仓穴既可以灸也可以针，我们一般配合针刺听宫、翳风、颊车、下关四穴。灸地仓穴治疗口眼歪斜的效果非常好，不过地仓穴这个位置比较小，不方便放整个艾条，一般的做法是先扎一针，然后在针上面放上一个小小的灸粒，这种方法叫温针灸。

### 5. 前顶穴

前顶穴位于头部督脉上，在百会前 0.5 寸处。灸头部的时候要小心，须防止一不小心烧掉头发，当然如果你没有头发那就很方便了。如果有头发的话，也可以先针刺，后在针上加上灸粒，这样也可以让热传下去。前顶穴可以治疗昏闷、颠顶痛，也是属于就近取穴。《扁鹊心书》还说前顶穴可以治两眼失明，也就是所谓的暴盲。在临床时常可看到，像这种忽然间失明，或是忽然间失聪的，有时候是因为阳气一时郁滞或没有办法发挥其应有的功能，这时候可以试试灸前顶穴。

### 6. 上脘穴

我们在前面讲过中脘穴，中脘穴是补脾阳的大穴，而上脘穴就是在中脘穴的位置再上面一点，也位于腹部。上脘穴可以治疗心气不足，《扁鹊心书》说可以治疗为鬼所趁（鬼附到身上），这种感觉其实类似于民间常说的鬼压床。我们不提倡鬼神学说，其实这种问题主要是因为心气不足引起的。遇到这种问题，我们可以在上脘的位置做灸法。上脘穴接近心脏，所以热能慢慢传过去，对于心气不足导致鬼压床的问题有所帮助。

　　以上就是在《扁鹊心书》中剩下的其他小穴位。在《扁鹊心书》里面有大穴，就是调整体质用的穴位，也有一些小穴，就是根据一些症状来对治的穴位。我们讲到这里，把《扁鹊心书》里面的所有穴位都逐一跟大家分析完了，接下来我还会给大家补充窦材先生灸法的常规操作。因为这本书是在介绍灸法，我们就把整个灸法的临床使用也一起做说明，所以后面还会有更多的补充。不过，《扁鹊心书》里的内容都是经典，临床应用效果也非常好。

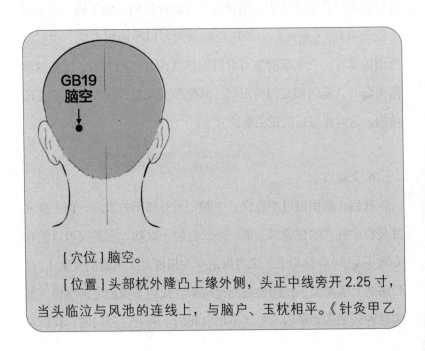

　　[穴位] 脑空。

　　[位置] 头部枕外隆凸上缘外侧，头正中线旁开 2.25 寸，当头临泣与风池的连线上，与脑户、玉枕相平。《针灸甲乙

经》:"在承灵后一寸五分,侠玉枕骨下陷者中";《素问·气府论》王冰注:"侠枕骨后枕骨上";《扁鹊心书》:"在耳尖角上排三指尽处";《循经考穴编》:"一法云:风池上二寸,与耳尖平";《针灸集成》:"在悬颅后七分,风池上寸半";即枕部风池直上,与枕外隆凸相平处,其相距分寸记载不作准。

[方法] 向后方沿皮刺 0.5 ~ 1 寸。不灸。

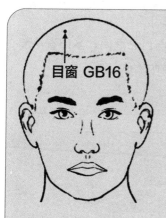

[穴位] 目窗。

[位置] 头顶部,前发际后 1.5 寸,头正中线旁开 2.25 寸处,当头临泣与风池的连线上。《针灸甲乙经》:"在临泣后一寸";《神应经》及《针灸大成》作在临泣后一寸半。

[方法] 向后方沿皮刺 0.5 ~ 1 寸。不灸。

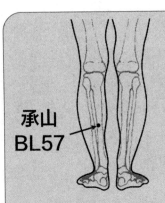

承山
BL57

[穴位] 承山。

[位置] 在小腿后面正中，委中与昆仑之间，当伸直小腿或足跟上提时腓肠肌肌腹下出现尖角凹陷处。

[方法] 直刺 1 ~ 2 寸。

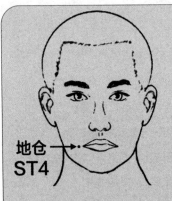

地仓
ST4

[穴位] 地仓。

[位置] 面部口角外侧，上直瞳孔，近鼻唇沟下端处。当口角旁 4 分，目中线上。《针灸甲乙经》："侠口傍四分，如（略）近下是"；《针方六集》："直缝中"。

[方法] 捏起口角部肌肉，向颊车沿皮透刺 1 ~ 1.5 寸。

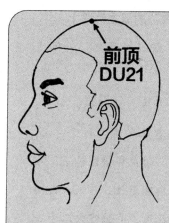

[穴位] 前顶。

[位置] 在头部,当前发际正中直上 3.5 寸(百会前 0.5 寸)。

[方法] 平刺 0.3 ~ 0.5 寸;可灸。

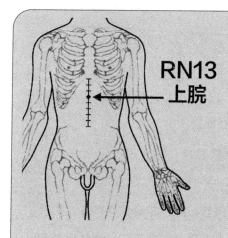

[穴位] 上脘。

[位置] 在上腹部,前正中线上,当脐中上 5 寸。

[方法] 直刺 0.5 ~ 1 寸;可灸。

## 【《扁鹊心书》中提到其他穴位的原文片段】

● 脑空二穴，在耳尖角上，排三指尽处。治偏头痛，眼欲失明，灸此穴七壮自愈。

● 风寒头痛则发热、恶寒、鼻塞、肢节痛，华盖、五膈、消风散皆可主。若患头风兼头晕者，刺风府穴，不得直下针，恐伤大筋，则昏闷。向左耳横纹针下，入三四分，留去来二十呼，觉头中热麻是效。若风入太阳则偏头风，或左或右，痛连两目及齿，灸脑空穴二十一壮，其穴在脑后入发际三寸五分，再灸目窗二穴，在两耳直上一寸五分，二十一壮，左痛灸左，右痛灸右。

● 承山二穴，在腿肚下，挺脚指取之。治脚气重，行步少力。

● 贫贱人久卧湿地，寒邪客于肾经，又兼下元虚损，寒湿下注，血脉凝滞，两腿粗肿，行步无力，渐至大如瓜瓠。方书皆以消湿利水治之，损人甚多，令灸涌泉、三里、承山各五十壮即愈。

● 一贼风入耳，口眼歪斜，随左右灸地仓穴五十壮，或二七壮。

● 此因贼风入舍于阳明之经，其脉挟口环唇，遇风气则经脉牵急，又风入手太阳经亦有此证。治法：当灸地仓穴二十壮，艾炷如小麦粒大。左㖞灸左，右㖞灸右，后服八风散，三五七散，一月全安。

● 鬼魇着人昏闷，灸前顶穴五十壮。

● 前顶二穴，在鼻上，入发际三寸五分。治巅顶痛，两眼失明。

● 一妇人因心气不足，夜夜有少年人附着其体，诊六脉皆无病，余令灸上脘穴五十壮。至夜鬼来，离床五尺不能近，服姜附汤、镇心丹五日而愈。

# 17

# 现代灸法的发展和特点

在这部分，我要来给大家补充一些关于灸法的发展史以及灸法的临床应用。其中，我将着重讲灸法的临床应用。虽然《扁鹊心书》说了很多灸的功能和用法，可是现在临床使用灸法的时候，我们与以往有一些不同的做法，比如艾炷或灸条跟我们身体接触的方式就多种多样，有隔盐灸、隔姜灸、隔蒜灸、隔附子饼灸等，它们分别所对应的临床场景也不同，关于这些我后面都会跟大家一一说明。

## 1. 灸法的种类

首先，我们来看看隔盐灸、隔姜灸、隔蒜灸、隔附子饼灸的使用差异：

| 灸法 | 特性 | 对治 |
| --- | --- | --- |
| 隔盐灸 | 急性腹痛 | 急性腹泻、疝气、回阳救逆、大汗出 |
| 隔姜灸 | 慢性腹痛 | 关节（僵硬疼痛）、慢性腹泻 |

| 灸法 | 特性 | 对治 |
|------|------|------|
| 隔蒜灸 | 疮疡初起 | 毒虫咬伤、疮疡初起、瘰疬、肺痨、腹中肿块 |
| 隔附子饼灸 | 疮疡久不收 | 命门火虚 |

（1）隔盐灸

隔盐灸最常用到的穴位是神阙穴，神阙穴位于肚脐。用盐把肚脐铺满，再放灸粒在盐上面，这就是隔盐灸。隔盐灸的特性是可治急性腹痛，慢性腹痛则用隔姜灸。除了治急性腹痛，隔盐灸还可以治疗急性腹泻、拉肚子以及疝气，尤其是对治疝气，隔盐灸神阙效果很好。此外，大汗出的时候也可以使用隔盐灸，因为大汗出代表身体极虚，阴液没有办法被收涩，所以往外流，这时用隔盐灸就可以起到回阳救逆的作用。

（2）隔姜灸

隔姜灸可以治疗慢性腹痛。隔姜灸的应用比较广，在身上很多不适的地方都可以用到。我们可以切一片薄姜片，放在需要灸的地方，如果怕太热，姜片可以切厚一点，然后在姜片上放灸粒，通过艾草的灼烧产生的热力，把姜的热力带下去。隔姜灸通常用来治慢性腹痛和慢性腹泻，以及关节痛、关节僵硬等疾病。

（3）隔蒜灸和隔附子饼灸

这两种灸主要是用在有疮疡、溃烂的时候。当疮疡、溃烂刚开始发生的时候，我们就可以使用隔蒜灸，如果疮疡、溃烂已经很久了，严重到没办法收口了，我们就使用隔附子饼灸。隔蒜灸除了用在疮疡初期，还可以用在毒虫咬伤、肺痨、瘰疬（皮表的地方长硬块）以及腹中有硬块时。做法就是把大的蒜头切成薄片，放在患处，再把灸粒放在蒜片上。至于经久不愈的疮疡，我们会用到隔附子饼灸。另外，命门火虚，灸关元、气海的时候，也可以用隔附子饼灸。隔附子饼灸就是把附子做成一块饼，放在我们要灸的地方，然后把灸粒放在上面烧。

以上就是隔姜灸、隔盐灸、隔蒜灸以及隔附子饼灸的区别。现在很多人也不隔着东西艾灸了，因为有了很好用的灸筒，可以把艾灸粒或艾灸条直接放在灸筒里面然后开始灸。但是，艾灸时配合不同的药物，是有不同的功效的。

2. 灸法的预防作用

《扁鹊心书》中讲了很多灸法可以对治的病症，现在我们来看看灸法在疾病预防上的作用。

灸可以治大病，起沉疴，同时也可以拿来预防疾病，当人们还没病时，就可以用灸法保健，以下我们就举几个常用的例子：

（1）预防中风

有些人是易中风的体质，可能心血管比较不好，或是有三高。要预防中风，我们一般会灸足三里和悬钟穴。足三里是胃经的穴位，悬钟是胆经的穴位，但是这两个都是在阳经上、脚上的穴位。这两个穴位就是预防中风常灸的穴位，也就是我们说的预防性治疗的穴位。

（2）预防感冒

在流感季节，比如秋冬之际，很多人会感染病毒从而导致感冒，所以我们可以提前用灸法来预防。大家都知道感冒是由病毒引起的，预防感冒首先要抵抗病毒，所以我们要增强自身免疫力，而灸足三里和风门穴这两个穴位可以达到预防感冒的目的，这两个穴也是我们在预防治疗上面常会用到的穴位。

3. 灸法的禁忌证

接下来再跟大家谈一谈灸法里面的几个禁忌证，在《扁鹊心书》里面稍微提到一些，我把它们再做整理，并配合现在临床上最常见的禁忌证一起给大家讲一下。

（1）实证、热证非常严重

如果患者本身已经在发高热了，这时候要灸的话，就得先解决发热的问题。有人说："可不可以用热来克热？"这个必须先判断是不是真寒假热，如果是才可以用灸法。如果真的是实热，直接艾灸就会出问题，比方说遇到阳明腑实证，出现身大热、口大渴、汗大出、脉洪大的现象时，还给他艾灸，就会更热了。至于上热下寒，这是属于真寒假热的情况，是可以灸的。

（2）颜面五官，以及血管、心脏位置

这些比较危险的地方不要灸了。如果真的要在颜面五官处做灸法，至少要透过一支针来灸。我们可以先在颜面五官处扎针，再在针上面点艾草。但是有一点大家要注意，在有大血管的地方，特别是心脏处，是万万不可用灸法的，大家艾灸时一定要避开这些地方。此外，人迎、睛明、经渠、乳中、哑门、风府这几个穴位，最好都不要做灸法，这是很危险的。

（3）孕妇的腰骶部

因为孕妇的胞宫正在孕育宝宝，所以这个部位也不能灸。孕妇的手上和脚上是可以灸的，腰骶部切记不要灸。

（4）外感热证

感冒之后发高烧，这种情况先不要灸了。

以上四种情况就是常见的灸法禁忌证。

本书的附录已经把临床上最常用的穴位列出来了，当然大多数穴位窦材先生都已经讲到了，对于一些窦材先生未讲到的穴位我们也一并整理出来。另外，我们也收集了近代大师用于解决某些问题的特定穴。我们还把一些治疗效果显著的灸法整理起来，分成心、肝、脾、肺、肾、妇科、儿科、皮肤科、神志科这几个方面，大家可在本书的附录中查找并参考。

我们对整个《扁鹊心书》中的灸法已经做了非常清楚的说明，包括书中没有的部分我们也做了补充，接下来就是大家到临床上去一一验证的时候了。

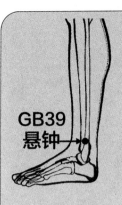

[穴位]悬钟。

[位置]小腿外侧部，外踝尖上三寸，腓骨前缘凹陷处。或定于腓骨后缘与腓骨长、短肌之间凹陷处。《针灸甲乙经》："在足外踝上三寸动者脉中，足三阳络，按之阳明脉绝乃取之。"《针灸大成》："寻摸尖骨者是"，《循经考穴编》："须细揣摸绝骨尖，如前三分而高寸许是阳辅，绝骨尖间筋骨缝中是悬钟，与三阴交对。"

[方法]直刺0.5～1寸。艾炷灸3～5壮，艾条温灸10～15分钟。

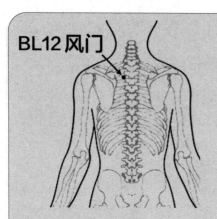

[穴位] 风门。

[位置] 在背部，当第2胸椎棘突下，旁开1.5寸。

[方法] 斜刺0.5～0.8寸。

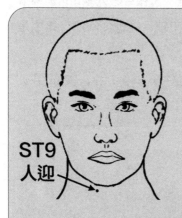

[穴位] 人迎。

[位置] 颈部结喉旁，胸锁乳突肌前缘，颈总动脉搏动处。当结喉旁1.5寸。《灵枢·寒热病》："在婴筋之前"；《针灸甲乙经》："在颈，大脉动应手，侠结喉"；《素问·阴阳类

论》王冰注："结喉两傍……一寸五分"。

[方法]取仰卧位，缓慢进针，直刺0.3～0.5寸。不可刺破动、静脉，不留针，不宜取坐位针刺或刺激过强。禁用直接灸。

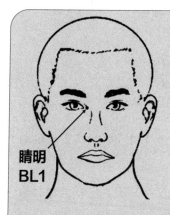

**睛明
BL1**

[穴位]睛明。

[位置]在面部，目内眦角稍上方凹陷处。

[方法]嘱患者闭目，医者左手轻推眼球向外侧固定，左手缓慢进针，紧靠眶缘直刺0.5～1寸。不捻转，不提插（或只轻微地捻转和提插）。出针后按压针孔片刻，以防出血。本穴禁灸。

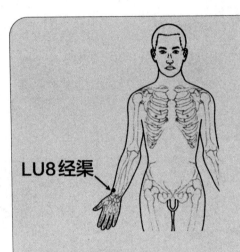

[穴位] 经渠。

[位置] 前臂掌面桡侧，腕横纹上 1 寸，桡骨茎突与桡动脉之间凹陷处。

[方法] 避开血管直刺 0.3 ~ 0.5 寸，不要伤及桡动、静脉。禁用直接灸，以免损伤桡动、静脉。

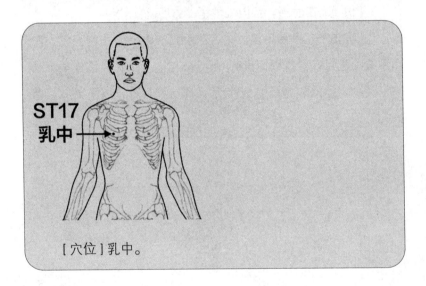

[穴位] 乳中。

[位置]胸部，乳头正中。男子约当第四肋间隙或第5肋上缘，距前正中线4寸处。《针灸甲乙经》："乳中，禁不可刺灸"；《针方六集》："当乳头。"

[方法]一般禁刺，禁灸。

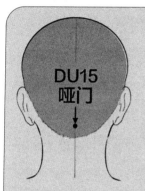

[穴位]哑门。

[位置]在项部，当后发际正中直上0.5寸，第1颈椎下。

[方法]伏案正坐位，使头微前倾，项肌放松，向下颌方向缓慢刺入0.5～1寸。

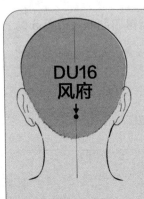

[穴位] 风府。

[位置] 在项部，当后发际正中直上1寸，枕外隆凸直下，两侧斜方肌之间凹陷处。

[方法] 伏案正坐位，使头微前倾，项肌放松，向下颌方向缓慢刺入0.5～1寸。针尖不可向上，以免刺入枕骨大孔，误伤延髓。

# 18

## 《扁鹊心书》中的丹药略谈

我们前面都在介绍灸法，因为我觉得《扁鹊心书》里面的灸法很可贵，但是，书里面的丹药其实也是很重要的一部分。在此，我们就来看看窦材先生书中的丹药部分，把一些重要的药、常用的药挑出来，一一向大家介绍，让大家对窦材先生所用的药有一个大概的认识。其实，很多人还不太敢用窦材先生的丹药，因为里面用到了大量的附子与硫黄，甚至还有些用到像雄黄这样毒性较大的药，像这种我们就觉得不太适合，毕竟这类型的药是很多人处理不来的，但是如果只是像附子这种药，经过炮制后安全性还是很高的。附子在用量、煎煮上得当的话，其实是治疗重症的好药。窦材先生用到的药非常多，我们把《扁鹊心书》中出现的所有方剂进行统计，得出一个用方排行榜如下：

第一名：金液丹。

金液丹又叫保元丹、壮阳丹。这个药可厉害了，它是用硫黄做的，当然不能直接吃生硫黄，而是把硫黄经过炮制后服用。生硫黄经过炮制，热性稍微降低，毒性也就降低了。虽然炮制后其热性降低，但仍然是很强的，如果我们用草木之药无法达到扶阳的效果时，就可以服用金液丹。我个人也有用金液丹，效果很不错，只是它的制作过程很困难。金液丹是《扁鹊心书》用方排行榜的第一名，它主要的成分就是硫黄。本草书上说"硫黄本是火中金，一切邪热它能清"，硫黄本身是很热的药，却能清邪热，能把邪热"踢"出去，使我们的正气留在身体里面。我觉得硫黄比附子更有潜力，因为附子在种植和炮制上都有一些细节不太容易掌握，硫黄就没有这种问题，而且硫黄相对来说比较便宜。我还记得以前念大学的时候，常常骑着摩托车去阳明山，台湾的阳明山上有一座山都是硫黄，那个地方的硫黄就是我们常用的那种鹅黄色硫黄。硫黄确实是很常见的东西，而且药用的剂量并不大，所以，我觉得它的药用价值很有发展前景。

金液丹是具有扶阳功效的药，如果我在临床上遇到老人家阳虚严重，手脚冰冷，频尿、夜尿，然后还会小便痛，甚至有血尿的情况时，我就会使用金液丹来治疗，这些问题很快能得到解决，频尿、夜尿的情况都没有了，人也会阳气十足。在《扁鹊心书》中有很多阳气亏虚非常严重的病例，窦材先生都是拿金液丹来治疗的，此方在《扁鹊心书》中总共出现了48次，所以如果你要治重症，金液丹是一个非常有力的药方。

第二名：姜附汤。

姜附汤在《扁鹊心书》中总共出现了 41 次。姜附汤里面主要有两个药，生姜和生附子。讲到姜附汤，就容易联想到《伤寒论》和《金匮要略》中讲到的四逆汤了。四逆汤用于对治少阴证，由干姜、生附子、炙甘草组成。当你仔细去看《扁鹊心书》这本书的时候，你会发现书中根本没有讲到炙甘草，窦材先生常用的只有生姜和生附子，他用姜附汤，不用四逆汤。我们先来看看四逆汤会使用炙甘草的原因。张仲景先生用炙甘草，主要是因为炙甘草除了扶阳之外，还是一味滋阴药，甘草蓄水，本来就是滋阴的药，再加上用蜂蜜去炒它，滋阴力量则更强。因此，姜附汤是纯补阳的方剂，而四逆汤则是补阳汤再兼顾了一点滋阴药的方剂。如果是想扶阳，大家可以用姜附汤，也可以用四逆汤，但我个人临床上比较常用四逆汤。

四逆汤和姜附汤不但可以补阳兼祛寒，还有止痛的功能。在本草书上有说，附子走窜全身一切经络，既然它能够走窜一切经络，自然就能治痛症。我们帮患者做针灸，就是希望能够帮患者疏通经络、消疼止痛。因此，如果遇到一位患者有如下说法：

"医生，我肩痛、腰痛、膝盖痛、坐骨神经痛、脚腕痛、背痛、头痛……"

"等一下，停！你不要讲了，你干脆告诉我你哪里不痛好了。"

像这种全身都痛的患者，服用姜附汤或四逆汤往往效果就非常好。

第三名：全真丹。

全真丹在《扁鹊心书》中总共出现了 18 次，是用来补脾肾的，而最主要的功能是补脾。它的组成有高良姜、干姜、吴茱萸、大附子、青皮、陈皮。其中青皮、陈皮是行气药，干姜、高良姜、吴茱萸、附子是热药，热药加行气药，醒脾健脾，大补脾阳，因为药方组成中含有附子这味药，所以也算是具有补肾阳之功了。

第四名：草神丹。

草神丹在《扁鹊心书》中共出现了 15 次，也是具有补脾肾的效果。它里面的药比较多，除了有川附子、吴茱萸、肉桂这些热药之外，还有辰砂、琥珀、麝香。草神丹除了补脾肾，还能治疗阴毒。

第五名：钟乳粉。

钟乳粉在《扁鹊心书》中总共出现了 14 次。钟乳粉就是用钟乳石磨成粉，这个钟乳石粉有点难获得，因为真的钟乳石并不多。钟乳粉可以治虚劳咳血，如老人家上气不得卧、久咳等虚证，它是润肺生水之剂。

第六名：荜澄茄散。

荜澄茄散在《扁鹊心书》中总共出现了 12 次。荜澄茄散现在比较少用，因为荜澄茄本身是有毒性的，处理的时候要稍微小心一些。它是用来治脾胃虚满，寒气上攻于心的。事实上，《扁鹊心书》中的用药，我觉得像前面说的金液丹、姜附汤，这些都可以参考，可是像荜澄茄散这种有毒性的药，可以在无药可选的时候再考虑。

第七名：建中汤。

在《扁鹊心书》中也有提到建中汤，且总共出现了7次，像黄芪建中汤和当归建中汤，都是在小建中汤的基础方上做加减。可是窦材先生使用的建中汤跟我们熟知的伤寒小建中汤又有点不一样，他的建中汤比较特殊，由炮附子、白术、芍药、干姜、草果组成，也就是说，窦材先生的建中汤除了有炮附子这味热药，还有祛湿的白术，止痛的芍药，调和诸药的甘草，温中的干姜以及芳香健脾胃的草果，所以大家要分清窦材先生的建中汤和仲景先生的建中汤。

以上就是《扁鹊心书》的用方排行榜，我们把在书上出现次数较多的前七名药方做了整理，以便大家参考。《扁鹊心书》的方药虽有值得借鉴之处，但我们觉得没有传统的经方好用，所以我们在临床上比较常用书中的灸法，少用方药，因此，我们只在这大概跟大家介绍一下，毕竟我们是在介绍窦材先生的《扁鹊心书》，顺便把他的常用方剂整理出来给大家看一下。

# 19

# 《扁鹊心书》的启示及未来发展

在本书的最后，我要跟大家讲讲《扁鹊心书》给我们的启发以及它未来的发展。本书的核心思想就是"扶阳"二字，窦材先生特别强调扶阳。其实，我以前对扶阳思想是没有多大感觉的，但在 12 年前，我的学长张孟超医师给了我《扁鹊心书》这本书，嘱咐我仔细研读。我那时候读完此书，只觉得甚是有趣，但感触依然不深，直到接触临床之后，才发现真是临床见真知，是临床让我意识到扶阳的重要性。

我讲个临床故事给大家听，我们知道一个中医诊所总要备一些药和方剂，可是你有看过一个诊所里面只有一个方剂的吗？有，像我一开始跟我的伙伴王钧纬医师开的第一家诊所就是。那时候诊所刚开业，我们是希望以针灸和外治法为主，药不是我们的主力，而且我们那时候都还有别的工作，只是想利用业余时间开一间小诊所。但一家诊所总不能没有药吧？所以我们准备了一个方剂——四逆汤，不过是中药粉剂。后来就有趣了，我们并不是给每个人开药，但一开就开四逆汤。尤其是王钧纬医师，人来就给四逆汤，结果怎么样呢？你可能认为只有一个方的诊所看不好病，然而没过多久，人家都说他是开药的奇才，我在旁边听着都想偷笑。其实，我自己也这样用，效果确实是不错，除非患者是实热证或严重的阴虚体质，这种患者就不开此方，其他患者都用四逆汤。因为只要年过 40 岁，人的阳气就会虚衰，就可以用四逆汤。

前面讲过，四逆汤里面有附子，附子走窜全身，可以打通一切经络，加上干姜的热，然后再有滋阴的炙甘草，入心，又能强心阳，这对调整阳虚体质来说是一个非常好的组合，于是我们就这么用，效果真的是蛮不错的。有时候自己都觉得不好意思，特别是患者对我说"你真会开方"的时候。当年还有一个学妹说要来我们诊所抄方，她来了没多久就跑了，因为抄来抄去都是同一方。

有些问题当然不能一味地扶阳，也要用其他的方剂，后来诊所也有了其他方剂，刚好有人送了我们一批药，我们就顺势开始使用其他方剂。总之，那段时间我的体会是：现代人阳虚者重，而阳虚的人很容易亚健康，虽然看起来有很多问题，不过只要把他的阳补起来，阳一强，身体的能量够了，自己就会开始去做各种修复，所以很多时候扶阳是真的重要。当然，扶阳的思维也不适用于阴虚严重的患者或者身体结构有问题的患者。当面对阳虚患者时，我们还能结合针法、外治法或用其他方剂，但是大方向基本就是扶阳，尤其是针对现代人。前文也说过，我们深圳的问止中医诊所做出的统计数据表明，现代阳虚的人真的很多。所以，我们是在临床实践中深刻体会出扶阳的重要性的。

在《灵枢·论痛》这一篇中，有一句非常好的话：

**黄帝曰：人之病，或同时而伤，或易已，或难已，其故何如？**

**少俞曰：同时而伤，其身多热者，易已；多寒者，难已。**

这段黄帝与少俞两个人的对话，翻成白话是这样的：

黄帝说："人生病的时候，如果同时都患这个病，有些人稍微治一下就好了，有些人却很难好，病程要很久，这是为什么？"

少俞说："同时都患这个病，身体比较热，阳气比较重，能量比较强的人，容易好；身体比较寒冷，阳比较不足，能量比较低的人，不容易好。"

少俞的话是对这种情况很好的注解。大家仔细看看这一句话，多加体会，善加思考，就会发现扶阳是很重要的。当一个人的阳气充足时，生病后稍微治疗即可恢复，比如小孩子生病，扎几针或者吃一点药就好了，这是因为他的阳气非常充足。而老人家身体阴寒，手脚冰冷，四肢不温，对这种体质，治疗往往是事倍功半的，这时候需要先帮助他恢复阳气，补阳最直接的方法就是灸法。我们这本书写了那么多，就在传递一个思想："扶阳第一，灸法为上。"灸法扶阳的速度是最快的！

最后，我想跟大家分享一下我看完《扁鹊心书》的感想。首先，我觉得八百年前的窦材先生是非常孤独的，他的官职不大，理论思想又得不到认同，所以在当时并不能够受到人们的敬爱。他在活着的时候可以说是"横眉冷对千夫指，俯首甘为孺子牛"（出自鲁迅先生语）。前文跟大家讲了那个年代的医界环境，窦材先生讲话又不是温良恭谦的，甚至是有点偏激的。"俯首甘为孺子牛"是形容他外在强硬，内在柔软。其实，窦材先生是一位怀着柔软之心的医者，他诊治了这么多患者，努力帮病患脱离痛苦，这点在《扁鹊心书》中好多地方都有所体现。我们在前面也说窦材先生是一个菩萨心肠的人，佛家有一句话："欲为诸佛龙象，先做众生牛马。"意思是如果想要成佛，要成一代龙象，就要先为众生服务，走入基层，为苦难的众生付出，这样才可能成佛。我觉得这句话很有意义，也是我行医的座右铭。很多人认为我没必要做到如此，尤其是我用外治法治病时，偶尔会有跪在地上帮患者按脚的情况，或者因为帮别人推拿出一身大汗，我在这么多年行医的过程里面，也把这句话放在心里，有时候很多人都说我干嘛做到这样，没必要嘛。但如果这些事对患者有益，我就会去做。

这本书的宗旨就是希望把窦材先生的学说传播给更多人，给临床应用提供参考价值。

杜甫先生说"千秋万世名，寂寞身后事"，《扁鹊心书》出版八百多年，我们希望尽一份力，把其学术思想分享给大家。希望大家有所收获。

# 附　录

## 临床常用艾灸穴位

- 寒痹（痛痹）：肾俞、关元。

- 崩漏：隐白。

- 胎位不正欲转胎：至阴，用针则可引产。

- 中风之虚证（脱证）：神阙、气海、关元，重灸任脉。

- 久喘：身柱、膏肓。

- 胃寒：气海、关元。

- 腹痛且体寒：神阙、中脘、足三里，有湿则加上阴陵泉。

- 泄泻：气海、中脘、阴陵泉（湿）。

- 黄疸（寒湿阴黄）：阳纲、脾俞（脾胃问题）。

- 寒结便秘：神阙、气海。

- 命门火衰而致阳痿：关元、命门、肾俞、太溪。

## 问止中医大脑之灸法各论

### 1. 心·心血管

——心脏病总论：郄门 + 间使

——心律不齐：膻中＋间使＋太渊＋郄门

——胸口闷 - 胸闷：紫宫＋玉堂＋华盖

——容易焦躁 - 紧张：三毛（经外奇穴）

——高血压：曲池＋肩井

——低血压：神阙＋膈俞＋足三里

——血循环失常：期门

——出血：大敦＋隐白

——血虚口渴出血：大敦＋隐白

——贫血：大椎＋膈俞

## 2. 肝·胆·少阳·厥阴

——肝痛：食窦

## 3. 脾·胃·消化·太阴·阳明

——胃下垂：中脘＋气海＋足三里

——急性肠胃炎：神阙＋天枢＋足三里

——胃病胃痛：中脘＋巨阙＋下脘＋梁门（男直接灸；女隔姜灸）

——胃痉挛：中脘＋巨阙＋下脘＋梁门（男直接灸；女隔姜灸）

——胃癌：梁门

——肚子痛：中脘＋巨阙＋下脘＋梁门（男直接灸；女隔姜灸）＋神阙（隔盐灸或隔姜灸）

——腹胀：水分

——胃酸过多：膈俞（浅刺；先针后灸）+ 中脘 + 巨阙 + 下脘 + 梁门（男直接灸；女隔姜灸）

——消化不良：中脘 + 巨阙 + 下脘 + 梁门（男直接灸；女隔姜灸）

——腹寒不食：阴陵泉

——胃灼热：中脘 + 巨阙 + 下脘 + 梁门（男直接灸；女隔姜灸）

——呕吐：中脘 + 巨阙 + 下脘 + 梁门（男直接灸；女隔姜灸）+ 膻中 + 关元 + 期门

——恶心反胃：中脘 + 巨阙 + 下脘 + 梁门（男直接灸；女隔姜灸）

——下利 – 腹泻 – 水泻：神阙（隔盐灸）+ 关元 + 足三里 + 昆仑 + 承山 + 大肠俞 + 小肠俞 + 天枢 + 大横 + 腹结 + 腹哀（隔姜灸或温针）+ 三阴交（先针后灸）

——霍乱转筋吐泻：神阙 + 下脘

——秋寒冷痢：石门 + 关元

——脱肛：百会、长强

——结核性肠炎（拉肚子）：关元 + 昆仑 + 天枢 + 水分 + 神阙

——盲肠炎 – 阑尾炎：阑尾 + 天枢 + 中脘 + 关元 + 足三里 + 肘尖

——胆道结石发炎：章门（右侧）+ 期门（右侧）+ 巨阙 +

中脘＋痞根（右侧，经外奇穴）＋中都＋章门（右侧）

＋期门（右侧）＋巨阙＋中脘＋痞根（右侧）

——水肿：脾俞＋水分

## 4.肺·呼吸·太阳

——哮喘：中脘＋巨阙＋下脘＋梁门＋身柱＋尺泽＋风门＋

肺俞（男直接灸；女隔姜灸）

——气喘：风门＋肺俞＋俞府＋少府＋神门＋至阳＋灵台＋

中脘＋巨阙＋下脘＋梁门＋身柱＋尺泽＋关元＋肾俞＋

足三里

——咳嗽：大杼

——清鼻涕：百会

## 5.肾·膀胱·泌尿生殖 – 太阳·少阴

——遗精：中极＋白环俞＋三阴交

——睾丸炎：阳池

——尿失禁：中极＋肾俞＋膀胱俞＋命门

——夜尿：中极＋肾俞（隔姜灸）＋大敦

——肾炎、肾盂炎：水分

——肾病面有黑底白斑：肾俞

——性冷淡：三阴交＋关元

## 6. 妇科·儿科

——痛经：关元 + 中极

——月经过多：阳陵泉 + 隐白 + 大敦

——月经淋漓不止 – 崩漏：阳陵泉 + 隐白 + 大敦

——闭经：合谷 + 血海 + 三阴交

——赤白带下：阳陵泉

——子宫肌瘤：中极 + 关元 + 曲骨

——子宫下垂 – 阴挺：归来（先针后灸）+ 百会

——子宫痛：中极 + 关元 + 曲骨

——子宫不正：阳池

——阴唇痒：三阴交

——不孕症：腰俞 + 气海 + 关元 + 中极 + 气冲 + 三阴交 +

百会 + 上髎 + 阴廉

——孕吐 – 妊娠呕吐恶阻：关元 + 中脘（隔姜灸）

——胎位不正：至阴

——产后瘀血经闭：期门

——乳房肿胀：鱼际

——乳腺癌：梁门

——小儿哮喘：身柱

——小儿腹泻纳呆腹痛：神阙

——小儿秋深冷痢：灸脐下三寸

——小儿疳积：大敦

——小儿夜啼：百会（灸三壮）

——小儿吐奶：中庭

——小儿口舌疮臭气冲人：劳宫（灸一壮即可）

——小儿偏坠单侧睾丸肿大：关元＋大敦（各灸三壮）

## 7. 神志·失眠·神经

——半身不遂（偏瘫）：环跳（先针后灸）

——失眠：三毛＋大敦

——白天想睡：隐白（隔姜灸）

——神经衰弱：百会

——癫痫：申脉＋照海

——羊痫风发作：申脉＋照海

——外伤性癫痫：申脉＋照海

——脑膜炎：天柱

——血性眩晕（脑充血或贫血）：大敦

## 8. 伤痛外科·运动

——背痛：身柱＋风门＋肺俞＋关元＋足三里

——尾间炎：关元

——手胀－手麻：曲池＋肩井＋外关＋合谷＋中渚＋后溪
（针后隔姜灸七到九壮）＋大椎

——腰痛：腰俞

——坐骨神经痛：跗阳

——腿抽筋：承山（灸七壮）

——脚水肿 – 足肿：水分 + 关元 + 食窦 + 照海

——脚趾抽筋：承山

## 9. 皮肤·表皮

——青春痘 – 痤疮：合谷

——干癣：曲池（灸三壮）

——白癜风：侠白

——带状疱疹：头尾灸

——痂疥：大陵（灸二壮）

——淋巴结炎 – 淋巴肿：肩井 + 足三里

——头皮屑增多或生疮：三阴交

——女性汗毛过长：阳池

——褥疮：风门

## 10. 头面·五官

——面部中风：承浆

——面瘫 – 口眼㖞斜：颊车 + 承浆

——头风：风池

——嘴张不开：肾俞

——牙周病：曲池

——老花眼：肝俞（先针后灸）

——鼻渊 – 鼻炎 – 鼻窦炎：通天 + 上星

——听力问题：肾俞

——耳鸣：肾俞

——耳炎：肾俞

——中耳炎：肾俞

——颜面浮肿如光镜者：水分

## 11. 其他

——糖尿病：水道

——恶寒：复溜

——狂犬咬伤：阿是穴＋外丘

——百会凉凉的有风：涌泉

——四肢厥冷－手脚冰冷：中脘

——手冷：阳池＋曲池（隔姜灸）＋内庭（隔姜灸）

——脚冷：解溪＋曲池（隔姜灸）＋内庭（隔姜灸）＋小肠俞（隔姜灸）

——全身倦怠：中极

——早上起不来：中极

——夜间盗汗：手五里

——长高－促发育：身柱＋大杼＋脾俞

——溺水：神阙

——坐躺不住：郄门

# 窦材先生的常用方剂

## 【金液丹】

一名保元丹，一名壮阳丹。余幼得王氏《博济方》云：此丹治百种欲死大病，窃尝笑之，恐无是理。比得扁鹊方，以此冠首，乃敢遵用，试之于人，屡有奇效，始信圣人立法非不神也，乃不信者自误耳。此方古今盛行，莫有疑议，及孙真人著《千金方》，乃言硫黄许多利害，后人畏之，遂不敢用。亦是后人该堕夭折，故弃大药而求诸草木，何能起大病哉。余观今人之病皆以温平药，养死而不知悔，余以此丹起数十年大病于顷刻，何有发疽之说，孙真人之过也。凡我同志请试验之，自见奇效。此丹治二十种阴疽，三十种风疾，一切虚劳，水肿，脾泄，注下，休息痢，消渴，肺胀，大小便闭，吐衄，尿血，霍乱，吐泻，目中内障，尸厥，气厥，骨蒸潮热，阴证，阴毒，心腹疼痛，心下作痞，小腹两胁急痛，胃寒，水谷不化，日久膀胱疝气膨膈，女人子宫虚寒，久无子息，赤白带下，脐腹作痛，小儿急慢惊风，一切疑难大病，治之无不效验。舶上硫黄十斤，用铜锅熬化，麻布滤净，倾入水中，再熬再倾，如此七次，研细，入阳城罐内，盖顶铁丝扎定，外以盐泥封固八分浓阴干。先慢火红，次加烈火，一炷香，寒炉取出，埋地中三日，去火毒，再研如粉，煮蒸饼为丸，梧子大。每服五十丸或三十丸，小儿十五丸。气虚人宜常服之，益寿延年功力最大。一切牛马六畜吐食者，灌硫末立愈，一切鸡鹅鸭瘦而欲死者，饲以硫末，可以立愈且易肥。

作蒸饼法：清明前一日，将干面打成薄饼，内放干面，包裹阴干。

## 【姜附丹】

此丹补虚助阳消阴，治伤寒阴证，痈疽发背，心胸作痛，心腹痞闷，喉痹，颐项肿，汤水不下，及虚劳发热，咳嗽吐血，男妇骨蒸劳热，小儿急慢惊风，痘疹缩陷，黑泡水泡斑，脾劳面黄肌瘦，肾劳面白骨弱，两目昏翳内障，脾疟久痢，水泻米谷不化，又能解利两感伤寒，天行瘟疫，山岚瘴气及不时感冒等证。生姜（切片，五两），川附子（炮切片、童便浸，再加姜汁炒干，五两），共为末。每服四钱，水一盏，煎七分和渣服。若治中风不语，半身不遂，去附子用川乌去黑皮，制法与附子同。

## 【全真丹】

此丹补脾肾虚损，和胃，健下元，进饮食，行湿气。治心腹刺痛，胸满气逆，胁下痛，心腹胀痛，小便频数，四肢厥冷，时发潮热，吐逆泄泻，暑月食冷物不消，气逆痞闷，男女小儿面目浮肿，小便赤涩淋沥，一切虚寒之证。高良姜（炒，四两），干姜（炒，四两），吴茱萸（炒，三两），大附子（制），陈皮、青皮（各一两），上为末，醋糊丸梧子大。每服五十丸，小儿三十丸，米饮下。无病及壮实人不宜多服。

## 【草神丹】

此丹大补脾肾，治阴毒伤寒，阴疽痔漏，水肿臌胀，中风半身不遂，脾泄暴注，久痢，黄黑疸，虚劳发热，咳嗽咯血，两胁连心痛，胸膈痞闷，胁中如流水声，童子骨蒸，小儿急慢惊风，痘疹变黑缩陷，气厥卒仆，双目内障，吞酸逆气，痞积血块，大小便不禁，奔豚疝气，附骨疽，两足少力，虚汗不止，男子遗精梦泄，沙石淋，溺血，妇人血崩血淋，暑月伤食，腹痛呕吐痰涎，一切疑难大病。此丹乃药中韩信也，取效最速，好生君子，广试验之，知不诬也。川附子（制，五两），吴茱萸（泡，二两），肉桂（二两），琥珀（五钱，用柏子煮过另研），辰砂（五钱，另研），麝香（二钱，另研），先将前三味为细末，后入琥珀、辰砂、麝香三味，共研极匀。蒸饼丸梧子大。每服五十丸，米饮下，小儿十丸。


## 【钟乳粉】

治劳咳咯血，老人上气不得卧，或膈气腹胀，久咳不止，及喉风、喉肿，两目昏障，童男女骨蒸劳热，小儿惊风，胎前产后发昏不省人事，一切虚病，能先于脐下灸三百壮，后服此药，见效如神。盖虚劳乃肾气欲脱，不能上荣于肺，此药是润肺生水之剂，后因邪说盛行，以致此药隐闲。丹溪云：多服发渴淋。此言甚谬，余家大人服三十年，未尝有此疾，故敢附此。服此药须忌人参、白术二味。石钟乳一斤成粉制法见李时珍《本草》内，再入石鼎煮三炷香，研极细。每服三钱，煎粟米汤下。但此药难得真者，多以滴乳石乱之，真者浮水，性松，易成粉。

**【荜澄茄散】**

治脾胃虚满，寒气上攻于心，心腹刺痛，两胁作胀，头昏，四肢困倦，吐逆发热，泄泻饱闷等证。荜澄茄、高良姜、肉桂、丁香、浓朴（姜汁炒）、桔梗（去芦）、陈皮、三棱（炮，醋炒）、甘草（各一两五钱），香附（制，三两），为细末。每服四钱，姜三片，水一盏，煎七分，和渣服。

**【建中汤】**

治久发疟疾，脾胃虚弱，胸膈腹中饱闷，痞块两胁连心痛，四肢沉重，发热，泄泻，羸瘦等证。附子（炮）、白术（土炒，各二两），芍药（酒炒，四两），甘草（炒）干姜（炒）、草果（去壳炒，各一两），为末。每服五钱，水煎，热服。

## 《扁鹊心书》之病症各论整理一览

注：表中直接引用《扁鹊心书》原文，有部分通假字，为保留原样，不予改动。

### 1. 心 – 心血管系统

| 病症 | 说明 | 治法 | 注意事项 |
|------|------|------|----------|
| 中风 | 此病皆因房事、六欲、七情所伤。真气虚，为风邪所乘，客于五脏之俞，则为中风偏枯等证。若中脾胃之俞，则右手足不用；中心肝之俞，则左手足不用。大抵能任用，但少力麻痹者为轻，能举而不能用者稍轻，全不能举动者最重。邪气入脏则废九窍，甚者卒中而死。入腑则坏四肢，或有可愈者 | 先灸关元五百壮，五日便安。次服保元丹一二斤，以壮元气；再服八仙丹、八风汤则终身不发 | 若不灸脐下，不服丹药，虽愈不过三五年，再作必死。然此证最忌汗、吐、下，损其元气必死。大凡风脉，浮而迟缓者生，急疾者重，一息八九至者死 |
| 怔忡 | 凡忧思太过，心血耗散，生冷硬物损伤脾胃，致阴阳不得升降，结于中焦，令人心下恍惚 | 以来复丹、金液丹、荜澄茄散治之；若心血少者，须用独骸大丹，次则延寿丹亦可 | |

扶阳之祖
——大宋窦材与「扁鹊心书」

| 病症 | 说明 | 治法 | 注意事项 |
|---|---|---|---|
| 心痛 | 皆由郁火停痰而作，饮食生冷填于阳明、太阴分野，亦能作病 | 宜全真丹；若胃口寒甚，全真丹或姜附汤不愈，灸中脘七十壮；若脾心痛发而欲死，六脉尚有者，急灸左命关五十壮而苏，内服来复丹、荜澄茄散；若时痛时止，吐清水者，乃蛔攻心包络也，服安虫散 | 若卒心痛，六脉沉微，汗出不止，爪甲青，足冷过膝，乃真心痛也，不治 |
| 失血 | 凡色欲过度，或食冷物太过，损伤脾肺之气，故令人咯血；若老年多于酒色，损伤脾气则令人吐血，损伤肾气则令人泻血，不早治多死；伤肺气则血从鼻出，名曰肺衄，乃上焦热气上攻也；凡肺衄不过数杯，如出至升斗者，乃脑漏也，由真气虚而血妄行 | 若咯血，食前服钟乳粉、金液丹，食后服阿胶散而愈；若吐血、泻血，灸关元三百壮，服姜附汤、金液丹；若肺衄，服金液丹或口含冷水，以郁金末调涂项后，及鼻柱上；若脑漏，急针关元三寸，留二十呼立止，再灸关元二百壮，服金液丹、草神丹 | |

## 2. 肝－胆－少阳－厥阴

| 病症 | 说明 | 治法 | 注意事项 |
|---|---|---|---|
| 黄疸 | 暑月饮食冷物，损伤脾肾。脾主土，故见黄色，又脾气虚脱，浊气停于中焦，不得升降，故眼目遍身皆黄，六脉沉紧 | 服草神丹，及金液、全真、来复之类；重者灸食窦六百壮 | 大忌寒凉 |

## 3. 脾－胃－消化系统－太阴－阳明

| 病症 | 说明 | 治法 | 注意事项 |
|---|---|---|---|
| 挟食冷物 | 脉沉为胃气寒，紧为冷气盛，滑则食不消。其证头痛、发热、呕吐、心下痞，时或腹痛 | 服丁香丸、来复丹；若冷物不消，荜澄茄散；胃虚者，平胃散、理中丸 | |
| 汗后大便下赤水或脓血 | 此乃胃中积热未除，或服丹附而致 | 服黄连当归芍药汤；下脓者，如圣饼化积而愈 | 热虽甚不死。若阴气盛则杀人于顷刻，戒之 |
| 汗后发噫 | 由于脾肾虚弱，冷气上奔也 | 服姜附汤、来复丹 | |
| 便闭 | 老人气虚及妇人产后少血，致津液不行，不得通流，故大便常结，切忌行药，是重损其阴也 | 服金液丹或润肠丸 | |
| 臌胀 | 此病之源，与水肿同，皆因脾气虚衰而致，或因他病攻损胃气致难运化，而肿大如鼓也 | 先灸命关百壮，固住脾气，灸至五十壮，便觉小便长，气下降。再灸关元三百壮，以保肾气，五日内便安。服金液丹、草神丹，减后，只许吃白粥，或羊肉汁泡蒸饼食之。瘥后常服全真丹、来复丹 | 凡臌胀脉弦紧易治，沉细难痊 |
| 暴注 | 凡人腹下有水声，当即服丹药，不然变脾泄，害人最速。暴注之病，由暑月食生冷太过，损其脾气，故暴注下泄，不早治，三五日泻脱元气 | 服金液丹、草神丹、霹雳汤、姜附汤皆可，若危笃者，灸命关二百壮可保 | 危笃者，若灸迟则肠开洞泄而死 |

| 病症 | 说明 | 治法 | 注意事项 |
|---|---|---|---|
| 休息痢 | 痢因暑月食冷，及湿热太过，损伤脾胃而致。若伤气则成白痢；若伤血则成赤痢；若下五色鱼脑，延绵日久，饮食不进者，此休息痢也，最重，不早治，十日半月，害人性命 | 若白痢，服如圣饼、全真丹、金液丹亦可；若赤痢，服阿胶丸、黄芩芍药汤；初起腹痛者，亦服如圣饼，下积血而愈，此其轻者也；若重者，先灸命关二百壮，服草神丹、霹雳汤三日便愈 | 服寒凉下药必死 |
| 内伤 | 由饮食失节，损其脾气，轻则头晕发热，四肢无力，不思饮食，脉沉而紧；重者六脉浮紧，头痛发热，吐逆、心下痞 | 服来复、全真及平胃散；重者服荜澄茄散、来复、全真 | 若被庸医转下凉药，重损脾气，变生他病，成虚劳臌胀泄泻等证，急灸中脘五十壮，关元百壮，若服凉药速死 |
| 霍乱 | 霍乱由于外感风寒，内伤生冷，致阴阳交错，变成吐泻 | 初起服珍珠散二钱或金液丹百粒；如寒气入腹，搏于筋脉，致筋抽转，即以瓦烧热纸裹烙筋转处；若吐泻后，胃气大损，六脉沉细，四肢厥冷，乃真阳欲脱，灸中脘五十壮，关元三百壮，六脉复生，不灸则死也 | |
| 暑月伤食泄泻 | 凡暑月饮食生冷太过，伤人六腑。伤胃则注下暴泄；伤脾则滑泄，米谷不化；伤大肠则泻，白肠中痛 | 服金液丹、霹雳汤，三日而愈。不愈则成脾泄，急灸神阙百壮 | |

| 病症 | 说明 | 治法 | 注意事项 |
|------|------|------|----------|
| 痢疾 | 凡人多食生冷，湿热伤其脾胃，致成痢疾 | 初起服如圣饼子，下积而愈；若无大便，止下赤脓者，乃胃有大热伤血也，宜当归芍药汤、阿胶汤；若下白脓者，乃饮食冷物伤大肠也，服桃花汤、全真丹而愈；若腹痛发热昏睡，六脉洪数，纯泄赤脓，乃热气滞于肠胃也，名疳蛊痢，亦有错服热药而得者，服黄连丸，甚者大通散 | |

### 4. 肺 – 呼吸系统 – 太阳

| 病症 | 说明 | 治法 | 注意事项 |
|------|------|------|----------|
| 老人伤寒 | 切忌发汗及吐下，盖元气盛，则邪不能为害，传遍经络自愈 | 姜附汤多服 | |
| 伤寒谵语 | 凡伤寒谵语，属少阴，仲景属阳明误也。阳明内热必发狂，今止谵语，故为少阴 | 急灸关元三百壮 | 若灸后，仍不止者死 |
| 伤寒衄血 | 凡鼻衄不过一二盏者，气欲和也，不汗而愈。若衄至升斗者，乃真气脱也 | 针关元入三寸，留二十呼，血立止；再灸关元二百壮，服金液丹 | 不然恐成虚劳中满 |
| 劳复 | 伤寒瘥后，饮食起居劳动则复发热。其候头痛、身热、烦躁或腹疼，脉浮而紧，此劳复也 | 服平胃散、分气丸，汗出而愈。若连服三四次不除者，此元气大虚故也，灸中脘五十壮 | |

扶阳之祖
——大宋窦材与『扁鹊心书』

| 病症 | 说明 | 治法 | 注意事项 |
|---|---|---|---|
| 肺伤寒 | 肺伤寒一证，与少阴证同，但不出汗而愈，每发于正二腊月间，亦头疼，肢节痛，发热恶寒，咳嗽脉紧，与伤寒略同，但多咳嗽耳 | 不宜汗，服姜附汤，三日而愈。若素虚之人，邪气深入则昏睡谵语，足指冷，脉浮紧，乃死证也。急灸关元三百壮 | 死证不灸必死，服凉药亦死 |
| 洗头风 | 凡人沐头后，或犯房事，或当风取凉，致贼风客入太阳经，或风府穴，令人卒仆，口牙皆紧，四肢反张 | 急服姜附汤，甚者灸石门穴三十壮 | |
| 膏肓病 | 人因七情六欲，形寒饮冷，损伤肺气，令人咳嗽，胸膈不利，恶寒作热 | 服全真丹 | 若服冷药，则重伤肺气，令人胸膈痞闷，昏迷上奔，口中吐冷水，如含冰雪，四肢困倦，饮食渐减，此乃冷气入于肺中，侵于膏肓，亦名冷劳。先服金液丹，除其寒气，再用姜附汤十日可愈，或服五膈散、撮气散，去肺中冷气，重者灸中府三百壮可愈 |

| 病症 | 说明 | 治法 | 注意事项 |
|------|------|------|----------|
| 咳嗽 | 咳嗽多清涕者，肺感风寒也 | 服华盖散；若外感风寒，内伤生冷，令人胸膈作痞，咳而呕吐，服五膈散；咳嗽烦躁者属肾，服石膏丸；久咳而额上汗出，或四肢有时微冷，间发热困倦者，乃劳咳也，急灸关元三百壮，服金液丹、保命丹、姜附汤 | 大凡咳嗽者，忌服凉药，犯之必变他证，忌房事，恐变虚劳 |
| 咳病 | 此证方书名为哮喘，因天寒饮冷，或过食盐物，伤其肺气，故喉常如风吼声，若作劳则气喘而满 | 灸天突穴五十壮，重者灸中脘穴五十壮，服五膈散，或研蚯蚓二条，醋调服 | |
| 肺膈痛 | 此证因肺虚，气不下降，寒气凝结，令人胸膈连背作痛，或呕吐冷酸水 | 服五膈散 | |
| 老人口干气喘 | 老人脾虚则气逆冲上逼肺，令人动作便喘，切不可用削气苦寒之药，重伤其脾，致成单（瘅）腹胀之证。肾脉贯肺系舌本，主营运津液，上输于肺，若肾气一虚，则不上荣，故口常干燥 | 服草神丹、金液丹、姜附汤而愈，甚者灸关元穴；当灸关元五百壮，服延寿丹半斤而愈 | 若不早治，死无日矣 |

## 5. 肾－膀胱－泌尿生殖系统－太阳－少阴

| 病症 | 说明 | 治法 | 注意事项 |
|---|---|---|---|
| 溺血 | 凡膏粱人，火热内积，又多房劳，真水既涸，致阴血不静，流入膀胱，从小便而出 | 服延寿丹，甚者灸关元；若少壮人，只作火热治之，然在因病制宜 | |
| 淋证 | 此由房事太过，肾气不足，致包络凝滞不能通行水道则成淋也 | 服槟榔汤、鹿茸丸；若包络闭涩，则精结成砂子，从茎中出，痛不可忍，可服保命丹，甚者灸关元 | |
| 阴茎出脓 | 此由酒色过度，真气虚耗，故血化为脓，令人渐渐羸瘦，六脉沉细 | 每日服金液丹、霹雳汤，外敷百花散；若灸关元二百壮，则病根去矣 | 治疗期间忌房事，犯之复作 |
| 肾劳 | 夫人以脾为母，以肾为根，若房事酒色太过则成肾劳，令人面黑耳焦，筋骨无力 | 灸关元三百壮，服金液丹 | 迟则不治 |
| 梦泄 | 凡人梦交而不泄者，心肾气实也；梦而即泄者，心肾气虚也。此病生于心肾，非药可治 | 用纸捻长八寸，每夜紧系阴囊，天明解之，自然不泄；若肾气虚脱，寒精自出者，灸关元六百壮而愈；若人一见女子精即泄者，乃心肾大虚也，服大丹五两，甚者灸巨门五十壮 | |
| 骨缩病 | 此由肾气虚惫，肾主骨，肾水既涸则诸骨皆枯，渐至短缩，治迟则死 | 须加灸艾，内服丹附之药 | 非寻常草木药所能治也 |

| 病症 | 说明 | 治法 | 注意事项 |
|---|---|---|---|
| 血崩 | 女子二七而天癸至，任脉通，太冲脉盛，月事以时下，若因房事太过，或生育太多，或暴怒内损真气，致任脉崩损，故血大下，卒不可止，如山崩之骤也 | 宜 阿胶汤 、 补宫丸 半斤；若势来太多，其人作晕，急灸 石门 穴，其血立止 | 切不可用止血药，恐变生他病 |
| 带下 | 子宫虚寒，浊气凝结下焦，冲任脉不得相荣，故腥物时下 | 以 补宫丸 、 胶艾汤 治之。甚者灸 胞门 、 子户 穴各三十壮，不独病愈而且多子 | |
| 乳痈 | 良由藏气虚衰，血脉凝滞，或为风寒所客着而成痈矣。若阳明蕴热，亦能成此 | 先觉憎寒壮热，服 救生汤 一剂，若迟三五日，宜多服取效 | |
| 胎逆病 | 妊娠后，多于房事，或食冷物不消，令人吐逆不止，下部出恶物 | 服 金液丹 、 霹雳散 | |
| 产后虚劳 | 生产出血过多，或早于房事，或早作劳动，致损真气，乃成虚劳。脉弦而紧，咳嗽发热，四肢常冷，或咯血吐血 | 灸 石门 穴三百壮，服 延寿丹 、 金液丹 或 钟乳粉 ，十日减，一月安 | |
| 小儿 | 小儿纯阳，其脉行疾，一息六七至为率，迟冷数热与大人脉同。但小儿之病，为乳食所伤者，十居其半 | 发热用 平胃散 ，吐泻用 珍珠散 ，头痛发热，恐是外感，用 荜澄茄散 ，谷食不化，用 丁香丸 ，泄泻用 金液丹 | |

| 病症 | 说明 | 治法 | 注意事项 |
|---|---|---|---|
| 小儿午后潮热 | 小儿午后潮热，不属虚证，乃食伤阳明，必腹痛吐逆 | 来复丹、荜澄茄散 | |
| 吐泻 | 小儿因伤食、胃寒、慢惊而导致吐泻 | 因伤食者，用珍珠散；因胃寒者，用姜附汤；脉沉细，手足冷者，灸脐下一百五十壮；慢惊吐泻灸中脘五十壮 | |
| 胎寒腹痛 | 脏气虚则生寒，寒甚则腹痛，亦有胎中变寒而痛者 | 调硫黄粉五分，置乳头令儿吮之即愈；三四岁者，服来复丹 | |
| 蝼蛄疖 | 风寒凝于发际，或冷水沐头，小儿头上生疖 | 麻油调百花散涂之；如脑痛初起，亦服救生汤 | |
| 水沫疮 | 小儿腿间有疮，若以冷水洗之，寒气浸淫遂成大片，甚至不能步履 | 先以葱椒姜洗挹干，又以百花散糁之，外以膏药贴之，出尽毒水，十日全愈 | |
| 咳嗽 | 小儿肺寒咳嗽；咳嗽面目浮肿者；咳而面赤者，上焦有热也 | 小儿肺寒咳嗽，用华盖散；咳嗽面目浮肿者，用平胃散；咳而面赤者，用知母黄芩汤 | 若服凉药，并止咳药更咳者，当服五膈散 |

## 7. 神志－失眠－神经系统

| 病症 | 说明 | 治法 | 注意事项 |
|---|---|---|---|
| 风狂 | 此病由于心血不足，又七情六欲损伤包络，或风邪客之，故发风狂，言语无伦，持刀上屋 | 先灌睡圣散，灸巨阙二三十壮，又灸心俞二穴各五壮，内服镇心丹、定志丸 | |

| 病症 | 说明 | 治法 | 注意事项 |
|---|---|---|---|
| 着恼病 | 此证方书多不载，人莫能辨，或先富后贫，先贵后贱，及暴忧暴怒，皆伤人五脏。多思则伤脾，多忧则伤肺，多怒则伤肝，多欲则伤心，至于忧时加食则伤胃。其证若伤肝脾则泄泻不止，伤胃则昏不省人事，伤肾则成痨瘵，伤肝则失血筋挛，伤肺则咯血吐痰，伤心则颠冒 | 当先服姜附汤以散邪，后服金液丹以保脾胃，再详其证而灸之；若脾虚灸中府穴各二百壮，肾虚灸关元穴三百壮，二经若实，自然不死。后服延寿丹，或多服金液丹而愈 | 凉药服多，重损元气则死 |
| 厥证 | 五络俱绝，形无所知，其状若尸，名为尸厥。由忧思惊恐，致胃气虚闭于中焦，不得上升下降，故昏冒强直。此证妇人多有之，小儿急慢惊风亦是此证 | 灸中脘五十壮，令服来复丹、荜澄茄散 | 若用吐痰下痰药即死 |
| 邪祟 | 此证皆由元气虚弱，或下元虚惫，忧恐太过，损伤心气，致鬼邪乘虚而入，令人昏迷，与鬼交通 | 服睡圣散，灸巨阙穴二百壮，鬼气自灭，服姜附汤而愈 | |
| 神痴病 | 凡人至中年，天数自然虚衰，或加妄想忧思，或为功名失志，以致心血大耗，痴醉不治，渐至精气耗尽而死 | 灸关元穴三百壮，服延寿丹一斤 | 此证寻常药饵皆不能治，惟灸灸及丹药可保无虞 |

| 病症 | 说明 | 治法 | 注意事项 |
|---|---|---|---|
| 妇人卒厥 | 凡无故昏倒,乃胃气闭也 | 灸中脘 | |
| 惊风 | 风木太过,令人发搐,又积热蓄于胃脘,胃气瞀闭,亦令卒仆,不知人事 | 先服碧霞散吐痰,次进知母黄芩汤,或青饼子、朱砂丸皆可;若脾虚发搐,或吐泻后发搐乃慢惊风也,灸中脘三十壮,服姜附汤 | |
| 痫证 | 有胎痫者,在母腹中,母受惊,惊气冲胎,故生子成疾,发则仆倒,口吐涎沫 | 服延寿丹,久而自愈;有气痫者,因恼怒思想而成,须灸中脘穴 | |

## 8.伤痛外科 – 运动系统

| 病症 | 说明 | 治法 | 注意事项 |
|---|---|---|---|
| 腰痛 | 老年肾气衰,又兼风寒客之,腰髋骱作痛,医作风痹走痛 | 服姜附汤散寒邪,或全真丹,灸关元百壮;服金液丹,壮元阳,至老年不发 | 若用宣风散、趁痛丸,重竭真气,误人甚多 |
| 老人两胁痛 | 此由胃气虚积而不通,故胁下胀闷,切不可认为肝气,服削肝寒凉之药,以速其毙 | 服草神、金液十日;重者灸左食窦穴,一灸便有下气而愈,再灸关元百壮更佳 | |
| 两胁连心痛 | 此证由忧思恼怒,饮食生冷,醉饱入房,损其脾气,又伤肝气,故两胁作痛 | 若重者,六脉微弱,羸瘦,少饮食,此脾气将脱,急灸左命关二百壮,固住脾气则不死,后服金液、全真、来复等丹及荜澄茄散随证用之 | 庸医再用寒凉药,重伤其脾,致变大病,成中满、番胃而死。或因恼怒伤肝,又加青陈皮、枳壳实等重削其肝,致令四肢羸瘦,不进饮食而死 |

| 病症 | 说明 | 治法 | 注意事项 |
|------|------|------|---------|
| 痹病 | 风寒湿三气合而为痹，走注疼痛，或臂腰足膝拘挛，两肘牵急，乃寒邪凑于分肉之间也，方书谓之白虎历节风 | 于痛处灸五十壮；若轻者不必灸，用草乌末二两、白面二钱、醋调熬成稀糊，摊白布上，乘热贴患处，一宿而愈 | |
| 足痿病 | 凡腰以下肾气主之，肾虚则下部无力，筋骨不用 | 服金液丹，再灸关元穴 | 若肾气虚脱，虽灸无益 |
| 手颤病 | 四肢为诸阳之本，阳气盛则四肢实，实则四体轻便。若手足颤摇不能持物者，乃真元虚损也 | 常服金液丹五两，姜附汤自愈；若灸关元三百壮则病根永去矣 | |

### 9. 皮肤 – 表皮

| 病症 | 说明 | 治法 | 注意事项 |
|------|------|------|---------|
| 疽疮 | 有腰疽、背疽、脑疽、腿疽，虽因处以立名，而其根则同 | 其始发也，必憎寒、壮热，急服救生汤五钱，再服全好。甚者，即于痛处，灸三五壮。如痛者属阳，易治；若不痛，乃疽疮也，急服保元丹，以固肾气 | 方书多用苦寒败毒之药，多致剥削元气，变为阴疽，侵肌蚀骨，溃烂而亡。若用凉转药，则阳变为阴，或不进饮食而死，急灸关元可生 |

| 病症 | 说明 | 治法 | 注意事项 |
|---|---|---|---|
| 斑疹 | 黑泡斑及缩陷等证，此乃污血逆于皮肤，凝滞不行，久则攻心而死 | 霹雳汤、姜附汤；于脐下一寸，灸五十壮 | 以为火而用凉药治者，十无一生。若以凉药凝冰其血，致遍身青黑而死，此其过也。世俗凡遇热证，辄以凉药投之，热气未去，元气又漓，此法最不良。余每遇热证，以知母五钱煎服，热即退，元气无损，此乃秘法 |
| 秃疮 | 寒热客于发腠，浸淫成疮，久之生虫。看其初起者，即是头也 | 即于头上，灸五十壮 | |

## 10. 头面 – 五官

| 病症 | 说明 | 治法 | 注意事项 |
|---|---|---|---|
| 喉痹 | 此病由肺肾气虚，风寒客之，令人颐颔粗肿，咽喉闭塞，汤药不下，死在须臾者 | 急灌黄药子散，吐出恶涎而愈。此病轻者治肺，服姜附汤，灸天突穴五十壮亦好；重者服钟乳粉，灸关元穴，亦服姜附汤 | |
| 口眼㖞斜 | 此因贼风入舍于阳明之经，其脉挟口环唇，遇风气则经脉牵急，又风入手太阳经亦有此证 | 当灸地仓穴二十壮，艾炷如小麦粒大。左㖞灸左，右㖞灸右，后服八风散，三五七散，一月全安 | |

| 病症 | 说明 | 治法 | 注意事项 |
|---|---|---|---|
| 牙槽风 | 凡牙齿以刀针挑之，致牙根空露，为风邪所乘，令人齿龋。急者溃烂于顷刻 | 急服姜附汤，甚者灸石门穴 | |
| 头晕 | 此证因冷痰聚于脑，又感风寒，故积而不散，令人头旋眼晕，呕吐痰涎 | 老年人宜服附子半夏汤，少壮人宜服半夏生姜汤 | 若用凉剂则临时有效，痰愈凝而愈固，难以速效矣 |
| 噎病 | 肺喜暖而恶寒，若寒气入肺或生冷所伤，又为庸医下凉药冰脱肺气，成膈噎病。觉喉中如物塞，汤水不能下 | 急灸命关二百壮 | |
| 肾厥 | 凡人患头痛，百药不效者，乃肾厥 | 服石膏丸、黑锡丹 | 此病多酒多色人则有之 |
| 头痛 | 风寒头痛则发热、恶寒、鼻塞、肢节痛；患头风兼头晕；风入太阳则偏头风，或左或右，痛连两目及齿 | 若风寒头痛，华盖、五膈、消风散皆可主；若患头风兼头晕者，刺风府穴，向左耳横纹针下，入三四分，留去来二十呼，觉头中热麻是效；若偏头风，灸脑空穴二十一壮，再灸目窗二穴二十一壮，左痛灸左，右痛灸右 | 风府穴，不得直下针，恐伤大筋，则昏闷 |

| 病症 | 说明 | 治法 | 注意事项 |
|---|---|---|---|
| 眼病 | 肝经壅热上攻，致目生昏翳；老年人肾水枯涸，不能上荣于目，致双目昏花，渐至昏暗，变为黄色，名曰内障 | 若昏翳，先服洗肝散数剂，后服拨云散；若内障，服还睛丹，半月目热上攻，勿惧，此乃肾气复生，上朝于目也。如觉热，以手掌揉一番，光明一番，一月间，光生复旧矣 | |
| 耳聋 | 有为风寒所袭而聋者，有心气不足而聋者 | 服一醉膏，滚酒下，汗出而愈；若多酒色人，肾虚而致聋蔽者，宜先服延寿丹半斤，后服一醉膏 | 若实聋则难治 |
| 气瘿 | 若山居人，溪涧中，有姜理石，饮其水，令人生瘿瘤 | 服消风散；初者服姜附汤 | 若血瘿、血瘤则不可治，妄治害人 |
| 瘰 | 此证由忧思恼怒而成，盖少阳之脉，循胁绕颈环耳，此即少阳肝胆之气，郁结而成。亦有鼠涎堕食中，食之而生，是名鼠瘘 | 于疮头上灸十五壮，以生麻油调百花膏敷之，内服平肝顺气之剂，日久自消 | 切不可用斑蝥、煅石、砒霜之类 |
| 面目浮肿 | 此证由于冷物伤脾，脾虚不能化水谷，致寒饮停于中焦，轻者面目浮肿，重者连阴囊皆肿 | 服金液丹，轻者五日可愈，重者半月全愈 | 当饮软粥半月，硬物忌之 |
| 牙疳 | 胃脉络齿荣牙床，胃热则牙缝出血 | 犀角化毒丸；肾虚则牙齿动摇，胃虚则牙床溃烂，急服救生丹；若齿龈黑，急灸关元五十壮 | |

## 11. 其他－全身

| 病症 | 说明 | 治法 | 注意事项 |
|------|------|------|----------|
| 中湿 | 三四月间，人感潮湿之气，名曰湿病；或六七月，大雨时行，恣饮冰水冷物，亦名中湿，则令人寒热自汗。阳则脉紧，肢节痛，足指温；阴则脉沉而紧，肢节不痛，身凉自利，足指冷 | 阳则服 术附汤 ；阴则服 姜附汤 | 不可发汗，汗则必发烦躁，虚汗不止，或发黄肿。若服凉药，则泄泻而死 |
| 阴毒 | 或肾虚人，或房事后，或胃发冷气，即腹痛烦躁，甚者囊缩，昏闷而死 | 急灸 关元 一百壮，内服 姜附汤 、 保元丹 | 若迟则气脱，虽灸亦无益矣 |
| 虚劳 | 此病由七情六欲，损伤脾肾，早尚易治，迟则难愈，必用火灸，方得回生。若用温平药及黄芪建中、鳖甲饮之类，皆无益于病，反伤元气。其证始则困倦少食，额上时时汗出，或自盗汗，口干咳嗽，四肢常冷，渐至咳吐鲜血，或咯血多痰，盖肾脉上贯肝膈，入肺中，肾既虚损，不能上荣于肺，故有是病，治法当同阴证治之 | 先于 关元 灸二百壮，以固肾气，后服 保命延寿丹 ，或 钟乳粉 ，服三五两，其病减半，一月全安 | 若服知、柏、地黄、当归之属，重伤脾肾，是促其死也，切忌房事。然此病须早灸，迟则无益，丹药亦不受矣，服之反发热烦，乃真脱故也，若童男女得此病，乃胎秉怯弱，宜终身在家，若出嫁犯房事，再发必死 |

| 病症 | 说明 | 治法 | 注意事项 |
|---|---|---|---|
| 疠风 | 此证皆因暑月仰卧湿地，或房劳后，入水冒风而中其气。令人两目壅肿，云头斑起，或肉中如针刺，或麻痹不仁，肿则如痛疽，溃烂筋骨而死。若中肺俞、心俞，名曰肺癫易治，若中脾、肝、肾俞。名曰脾肝肾癫难治。世传医法，皆无效验 | 先灸肺俞二穴，各五十壮，次灸心俞，次脾俞，次肝俞，次肾俞，如此周而复始，全愈为度。内服胡麻散，换骨丹各一料 | 然平人止灸亦愈，若烂见筋骨者难治 |
| 破伤风 | 凡疮口或金刃破处，宜先贴膏药以御风，不然致风气入内，则成破伤风。此证最急，须早治，迟则不救。若初得此时，风客太阳经，令人牙关紧急，四肢反张，项背强直 | 急服金华散，连进二三服，汗出即愈。若救迟则危笃，额上自汗，速灸关元三百壮可保 | 若真气脱，虽灸无用矣 |

| 病症 | 说明 | 治法 | 注意事项 |
|---|---|---|---|
| 中暑 | 凡此病脉大而缓，其候饮食不减，起居如常，但时发烦热，渴饮无度，此暑证也，易治 | 知母散；若烦热困倦不食者，暑气伤胃也，服温中汤药即愈；若暑气客于心包络之经，令人谵言烦渴，欲饮冷水，小便秘涩，大便下赤水，当服阿胶丸、当归芍药汤而愈；若暑月饮食冷物，寒邪入客胃中，致腹中作痛，宜金液、草神、全真、来复等丹连二服便愈；若元气虚，早间行路，冷气入腹，令人心肚作痛，宜服金液丹或来复丹；凡暑月人多食冷物，若常服金液、全真、来复、保元等丹，自然脾胃调和，饮食不伤，但少壮人须五日一次，恐热上攻眼目也 | 若服香薷、六一寒凉等剂，冰损胃气，多致变疟痢泄泻诸证，慎之；若以凉药下之，变为中满脾泄 |
| 消渴 | 此病由心肺气虚，多食生冷，冰脱肺气，或色欲过度，重伤于肾，致津不得上荣而成消渴。盖肾脉贯咽喉，系舌本，若肾水枯涸，不能上荣于口，令人多饮而小便反少 | 春灸气海三百壮，秋灸关元二百壮，日服延寿丹十九 | 方书作热治之，损其肾元，误人甚多。若服降火药，临时有效，日久肺气渐损，肾气渐衰，变成虚劳而死矣。此证大忌酒色，生冷硬物。若脾气有余，肾气不足，则成消中病，脾实有火，故善食而消，肾气不足，故下部少力，或小便如泔。盖脾虽有热，而凉药泻之，热未去而脾先伤败。正法先灸关元二百壮，服金液丹一斤而愈 |

扶阳之祖
——大宋窦材与『扁鹊心书』

| 病症 | 说明 | 治法 | 注意事项 |
|---|---|---|---|
| 气脱 | 少年酒色太过，脾肾气虚，忽然脱气而死 | 急灸关元五百壮，服霹雳汤、姜附汤、金液丹 | 此证须早治，迟则元气亦脱，灸亦无及矣 |
| 死脉见 | 此由少年七情六欲所损，故致晚年真气虚衰，死脉见于两手，或十动一止，或二十动一止，皆不出三年而死。又若屋漏、雀啄之类皆是死脉 | 灸关元五百壮，服延寿丹、保元丹六十日后，死脉方隐 | |
| 疝气 | 由于肾气虚寒，凝积下焦 | 服草神丹，灸气海穴 | |
| 下注病 | 贫贱人久卧湿地，寒邪客于肾经，又兼下元虚损，寒湿下注，血脉凝滞，两腿粗肿，行步无力，渐至大如瓜瓠 | 灸涌泉、三里、承山各五十壮 | 方书皆以消湿利水治之，损人甚多 |
| 水肿 | 此证由脾胃素弱，为饮食冷物所伤，或因病服攻克凉药，损伤脾气，致不能通行水道，故流入四肢百骸，令人遍身浮肿，小便反涩，大便反泄 | 先灸命关二百壮，服延寿丹、金液丹，或草神丹，甚者姜附汤，五七日病减，小便长，大便实或润，能饮食为效。唯吃白粥，一月后，吃饼面无妨，须常服金液丹、来复丹，永瘥 | 若曾服芫花、大戟通利之药，损其元气或元气已脱则不可治，虽灸亦无用矣。若灸后疮中出水或虽服丹药而小便不通，皆真元已脱，不可治也，脉弦大者易治，沉细者难瘥 |

| 病症 | 说明 | 治法 | 注意事项 |
|---|---|---|---|
| 脚气 | 下元虚损，又久立湿地，致寒湿之气，客于经脉，则双足肿痛，行步少力。又暑月冷水濯足，亦成干脚气，发则连足心、腿、肿痛如火烙，或发热、恶寒 | 灸涌泉穴，或多服金液丹亦好；其不能行步者，灸关元五十壮；久患脚气人，湿气上攻，连两胁、腰腹、肩臂拘挛疼痛，乃肾经湿盛也，服宣风丸五十粒，微下而愈 | 大忌凉药，泄伤肾气，变为中满、腹胀而死。然审果有是证者可服宣风丸，若虚人断不可轻用 |
| 奔豚 | 此由肾气不足，又兼湿气入客小肠，连脐发痛，或上或下，若豚之奔，或痛连外肾成疝气者 | 服塌气散、茱萸丸、金铃子丸或蟠葱散 | |
| 三虫 | 三虫者，蛔虫，蛲虫，寸白虫也。幼时多食生冷硬物及腥厌之物，久之生虫。若多食牛肉，则生寸白。其蛔虫长五六寸，发则令人心痛，吐清水，贯心则死。寸白虫如葫芦子，子母相生，长二三寸，发则令人腹痛。蛲虫细如发，随气血周游遍身，出皮肤化为疯癞，住腹中，为蛲瘕，穿大肠为痔漏 | 服安虫散；若人谷道痒痛，当用轻粉少许服之，来日虫尽下，寸白虫亦能下 | |

| 病症 | 说明 | 治法 | 注意事项 |
|---|---|---|---|
| 蛊毒 | 闽广之人，以诸虫置一器内，令其互相咬食，候食尽而独存者即蛊也。中其毒则面目黄肿，心腹胀满疼痛，或吐涎血，久则死矣 | 初得时用 皂角 一挺， 椆根 二两水煎浓汁二盏，临卧服之，次早取下毒物后，用以 万岁藤根，湿纸裹煨熟，每日空心嚼五枚， 生麻油 送下，三日毒从大便出 | 凡人至川广每日饮食，宜用银箸，箸白即无妨，箸黑即有毒也 |
| 午后潮热 | 若饮食减少，四肢倦怠，午后热者，胃气虚也。若起居如常，但发烦热，乃胃实心气盛也 | 服 茜草汤 五日愈 | |
| 脐中及下部出脓水 | 此由真气虚脱，冲任之血不行，化为脓水，或从脐中，或从阴中，淋沥而下，不治即死 | 灸 石门 穴二百壮，服 金液丹、姜附汤 | |
| 黑疸 | 由于脾肾二经，纵酒贪色则伤肾，寒饮则伤脾，故两目遍身皆黄黑色，小便赤少，时时肠鸣，四肢困倦，饮食减少，六脉弦紧，乃成肾痨 | 急灸 命关 三百壮，服 草神丹、延寿丹 | 若服凉药必死 |